# 明明白白降血压

MINGMING BAIBAI JIANG XUEYA

屈 健 曹志章 编 著

人民军医出版社
金 盾 出 版 社
北 京

图书在版编目(CIP)数据

明明白白降血压/屈健. 曹志章编著. 一北京:人民军医出版社,2004. 6

ISBN 7-80194-107-1

Ⅰ. 明… Ⅱ. ①屈…②曹… Ⅲ. 高血压—防治—问答
Ⅳ. R544. 1-44

中国版本图书馆 CIP 数据核字(2003)第 087916 号

策划编辑:秦素利　加工编辑:成　博　责任审读:余满松
版式设计:周小娟　封面设计:龙　岩　责任监印:李润云
出 版 人:齐学进
出版:人民军医出版社　经销:新华书店
发行:金盾出版社
通信地址:北京市复兴路 22 号甲 3 号　邮编:100842
电话:(010)66882586(发行部)、51927290(总编室)
传真:(010)68222916(发行部)、66882583(办公室)
网址:www. pmmp. com. cn

印刷:北京国马印刷厂　装订:京兰装订有限公司
开本:850mm×1168mm　1/32
印张:8. 625　字数:195 千字
版次:2004 年 6 月第 1 版　印次:2004 年 6 月第 2 次印刷
印数:10001～18000
定价:15. 00 元

# 内容提要

高血压具有患病率高、病程长、危害大的特点，其治疗主要依靠患者的长期自我调理和用药。抗高血压药种类繁多，治疗方法多种多样，患者常常感到茫然并存在许多认识和治疗误区。本书从患者的角度出发，以问答形式全面介绍了人们普遍关心的高血压防治常识，如高血压的诊断标准和分类，怎样测血压？高血压的“帮凶”，高血压的病因、危害、并发症等；并重点介绍了高血压的生活保健、饮食疗法和高血压及并发症的治疗、用药与注意事项等。附录部分为患者正确选择药物提供了可靠依据。本书内容全面，深入浅出，通俗易懂，图文并茂，能使高血压患者成为自己的保健医生，也是亲友赠送高血压患者的佳品，同时也适合广大基层医务工作者及卫生保健工作者阅读。

责任编辑　秦素利　成　博

# 序

高血压病是当今世界上最常见的心血管病之一，是人类健康的大敌，其防治问题已受到全球范围的高度重视。在我国也不例外，高血压病的发病率近年来有明显增高的趋势，它严重地危害着人们的健康。由高血压引起的各种并发症每年都要夺去成千上万人的生命，高血压被称为“无声的杀手”。为了保障人民群众的健康，高血压的防治已刻不容缓，这除了要加强专业队伍建设以外，还必须大力进行防治高血压的宣传教育，迅速普及高血压的防治知识，提高人民群众的自我保健意识和防治能力，从而有效遏制高血压病的上升趋势。

根据流行病学调查显示，目前我国高血压患者已超过 1 亿，然而人们对自己患有高血压的知晓率、高血压患者接受治疗率以及经过治疗高血压的有效控制率都很低，这反映了人们对高血压的防治意识还比较淡薄，防治知识还比较缺乏。鉴于此，中国人民解放军第 97 医院暨徐州医学院附属淮海医院心内科屈健教授和曹志章主任医师编写的这本《明明白白降血压》犹如雪中送炭。两位编者以他们数十年的临床实践经验结合近年国内外的最新研究成果，以问答的方式，全面介绍了有关防治高血压的现代观点和最新知识，内容丰富、深入浅出、通俗易懂、图文并茂，必将受到广大读者的欢迎。本书不仅适合于普通百姓、高血压患者，也适合于广大基层医务工作者及卫生保健工作者阅读。

我衷心地祝贺《明明白白降血压》这本书的出版，希望她成为广大读者的“保健医生”和良师益友。

总后勤部卫生部保健局局长

张敬礼

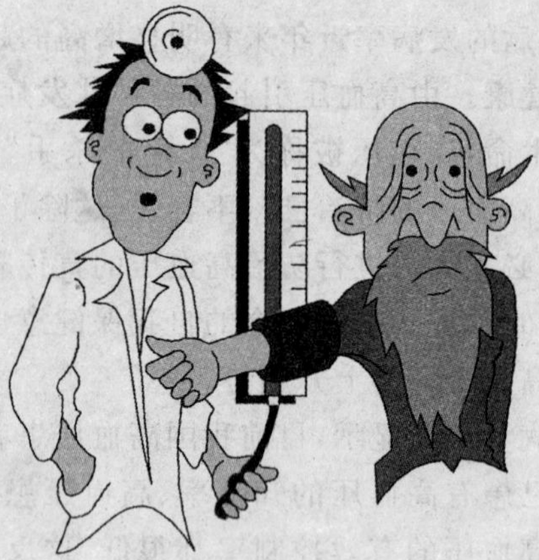

# 前言

高血压不论在发达国家还是在发展中国家都是最常见的心血管疾病之一，它严重地危害着人类的健康，已成为全球范围内重大的公共卫生问题。全世界每年约有 1 200 万人死于高血压的各种并发症。在我国人口的死因构成中，心脑血管病高居首位（占 40%），远远超过第二位的肿瘤（占 16%）。由高血压并发的脑卒中在世界 28 个国家横向比较中，我国居第二位，其绝对发病人数居第一位，仅每年新发的脑卒中就有 150 万人。高血压是造成脑卒中、冠心病、心肌梗死、心力衰竭及肾功能衰竭的最重要的和独立的危险因素。我国高血压发病率近年有明显的上升趋势。据统计，目前全国约有高血压患者 1.1 亿，并以每年 350 万人的速度继续增加。高血压不仅多见于城市，也常见于农村；不仅多发于中老年人，在青少年中也时有发生。

尽管如此，目前人们对高血压的防治意识还比较淡薄，防治知识十分缺乏，对自己患病的知晓率、接受治疗率和有效控制率都很低，后者全国平均不足 5%，以致于高血压这个无声的“杀手”无时无刻不在损害着人们的健康。因此，必须加强防治高血压的宣传教育，普及高血压的防治知识，增强人们的自我保健意识和防治能力，从而遏制高血压的上升趋势。

近年来，有关高血压的基础研究和临床治疗都取得了很大进展，流行病学研究阐明了各种危险因素的作用及其相互联系，为高血压的防治奠定了基础；治疗高血压的各种药物不断推出，不仅能有效地控制血压，而且可延缓和逆转靶器官的损害，开创了高血压药物治疗的新时代；大型临床试验的结果提供了循证医学的依据，改变了防治高血压的许多传统观念，提出了一些新观点和新理念，从而产生了更为安全有效的新防治方案。

鉴于此，我们编写了这本《明明白白降血压》。本书除介绍高血压的基础知识外，重点介绍了高血压新的定义、诊断标准与分类，高血压的病因、并发症及其危害，高血压及其并发症、合并症的治疗和高血压的防治常识等。内容通俗易懂，简明实用，一问一答，深入浅出，介绍了有关高血压预防与治疗的现代观点和最新知识，以期对广大群众和高血压患者的健康有所裨益。既适合于普通百姓、高血压患者，也适合于广大基层医务工作者阅读。

本书在编写中参阅了《1999WHO/ISH 高血压治疗指南》、《1999 中国高血压防治指南》、《高血压的合理治疗》（胡大一著）、《帮你防治高血压》（刘国仗编，内部资料）等，在此向诸位编著者一并表示感谢。

本书在编写过程中承蒙戴铁军、屈层子、刘兆强、屈峭子同志做了大量文书工作，刘君一同志给予了极大的帮助和支持，孙志健、王庆安同志为本书绘制插图，特向他们表示由衷的谢意。

由于编者水平所限，书中难免有不当之处，尚祈读者批评指正。

本书的出版得到总后勤部卫生部保健局张敬礼局长的热情支持，并为此书作序，在此表示衷心的感谢！

编　者

于中国人民解放军第 97 医院

暨徐州医学院附属淮海医院

# 目　录

## 上篇　高血压知识直通车

# 下篇　明明白白降血压

# 上 篇

## 高血压知识直通车

# 第①章 高血压——无声的“杀手”

## 1. 高血压的由来及发展简史

高血压目前已成为全球范围最常见的心血管病之一，严重威胁着人类的健康与生命。回顾历史，高血压由来已久。早在1827年就有人观察到一些慢性肾脏病患者出现左心室肥大，提示可能与外周血管阻力增高有关。从此人们开始了高血压的研究。但当时还没有测量血压的方法，所以对高血压的认识无法深入。1854年有人设计并成功研制了世界上第一个可以测量动脉血压的血压计，几经演变与发展，形成了能够推广应用的听诊测压法。此后形成了原发性高血压致病因素的各种学说。另外，在高血压的治疗方面，对于升高的血压应不应该给予降压治疗？人们的认识也经历了一个漫长的阶段。最初在1856年，人们认为动脉血压的升高可以克服动脉血管壁增厚所带来的机械性阻力，升高的血压是维持肾脏血流灌注和肾脏排泄功能的代偿机制，因此不应该降压治疗。这一假说曾经沿袭了多年，使降压治疗被视为禁区。直到1927年才有人勇敢地提出了高血压要积极降压的观点。当时，虽然真正的降压药尚未问世，但已认为休息、洗热水浴、减轻体重、清除体内感染病灶和使用巴比妥类药物等都是可行的降压措施，如果高血压不进行降压，肾脏功能就会衰竭。这个看法在当时是一种全新的观点，然而，这期间已经经历了100年。

1930～1950年是高血压研究硕果累累的时期。有研究者提出了廓清率测定肾血流量的方法之后，1934年有人研究证明，降压治疗并不影响尿素廓清率，据报道，外科医生采用交感神经切除术治疗高血压时，虽然血压大幅度降低，但并未造成肾灌注及肾排泄功能的恶化。因此，认为血压升高是一种有益的代偿作用的观点才被彻底否定，人们开始认识到降压治疗的必要性。1949～1950年，神经节阻滞药问世，并用以治疗高血压，取得巨大成功；还有人证明低钠饮食可以增强降压效果。这一阶段神经节阻滞药、汞利尿剂、萝芙木和甲基多巴等成为治疗严重高血压的主要药物。此后，降压药的种类不断增多，降压治疗的适应证不断扩大。20世纪70年代以来，一些临床试验又令人信服地证实了抗高血压药物能使恶性高血压、充血性心力衰竭和脑出血的发病率大幅度降低，从而挽救了无数人的生命。

我国自1959年开始全国性血压普查，1960年从生理学及中西医结合方面提出综合快速疗法，在充分认识到高血压是一种身心疾病后，成功实行医学模式从纯生物学模式转变为生物-心理-社会模式。1962年提出“缩窄性大动脉炎”和1977年提出“儿茶酚胺症”的概念，从而使大量肾血管性高血压得到及时诊断和治疗。20世纪70年代开展的人群防治和心血管病危险因素调查等流行病学资料，为我国高血压的防治提供了重要依据。



近些年来，高血压问题在全球范围内受到了高度重视，对高血压及其并发症的防治又有了较大进展，基础生物学、临床医学、流行病学和公共卫生学相结合，为研制与心、肾、内分泌有关的、有价值的药物打下坚实的临床基础。然而，关于高血压的确切病因和发病机制目前尚未完全明了，还没有从分子生物学的角度取得明显进展。总之，有关高血压这一领域的研究虽然取得了较大进展，但道路还很遥远，许多重大理论问题、防治问题有待人们去进一步研究探讨。

## 2. 高血压对人体健康有什么危害性？

高血压对人类健康危害极大，长期的血压升高可对全身的重要器官造成损害。比如可引起高血压性心脏病、冠心病、脑出血、脑梗死、心力衰竭、肾功能衰竭、眼底出血、视盘水肿等。

临床实践表明，舒张压（低压）在14千帕（105毫米汞柱）以上时，若不及时治疗，5年以后将有一半左右的患者会发生心血管并发症，年龄越大出现并发症的机会越多。据美国一项研究表明，轻型高血压如果不接受治疗，7～10年后约有10%的患者会因各种并发症而死亡，50%左右的患者发生左心室肥大、脑血管病变、视网膜病变、心力衰竭、肾功能衰竭等。据统计，全世界每年有1 200万人死于高血压的各种并发症。我国目前脑血管病患病率为491.8/10万人，居世界之首；每年新发病的脑卒中患者约有150万人，其病死率高达80%。而造成这些脑血管病的主要危险因素是高血压。

资料表明，高血压对人的寿命有着明显不利的影响，血压越高寿命越短，尤其是舒张压高者，对寿命的影响更大。血压越高，对心、脑、肾等脏器的损害也越严重，其死亡率也就越高。

高血压除了直接影响患者的劳动能力和生活自理能力，使他们的生活质量下降外，还会因此造成家庭和社会的极大负担。

## 3. 为什么说高血压是“无声的杀手”?

高血压是一种严重危害人类健康的慢性疾病,常常是在不知不觉中患上的,初期可能没有任何症状,一旦发现临床症状,已经是患病多年了。高血压病的病程可以拖得很长,在缓慢的进程中,病情不断发展,以致引起许多可以致人死亡的严重并发症,如脑卒中、冠心病、心肌梗死、心力衰竭、肾功能衰竭等。而这些严重并发症的病根和祸首其实就是高血压。高血压这个“杀手”往往不是直接去“杀人”,而是“借刀杀人”、“嫁祸于人”,通过心、脑、肾并发症致人于死地,而高血压自己却不担负罪名,殊不知患者的死亡都是高血压一手造成的,因此说高血压是“无声的杀手”。

## 4. 目前我国高血压患者知多少?

据1998年国家卫生部、中国高血压联盟公布的最新统计资料,我国目前已有高血压患者1.1亿人,而且还将以每年新增高血压患者350万人的速度继续增加,这些数字是十分惊人的。

统计显示,高血压患者的发病率男性高于女性,城市人口高于农村人口,北方地区高于南方地区。在职业方面,从事脑力劳动者高于体力劳动者。在民族方面,回族患病率高于汉族。



## 5. 为什么高血压的防治知识必须普及?

高血压是目前我国最常见的心血管病之一,其患病率逐年增高。据近年来的最新统计,目前全国约有高血压患者1.1亿人,而且以每年新增350万人的速度继续增加。而且高血压是造成心脑血管疾病最重要的和独立的危险因素。因此，必须大力加强防治高血压的宣传教育，迅速普及高血压的防治知识，把知识和办法教给广大群众，实行群防群治，提高人民群众的自我保健能力，积极开展一级预防和社区防治，从而遏制高血压病的上升趋势。

## 6. 高血压不治疗行吗?

高血压是健康的第一大敌，人类第一杀手。1992 年世界卫生组织的报告指出，心血管病每年夺去 1 200 万人的生命，占世界人口总死亡数的 1/4，居各种死亡原因第 1 位。而高血压则是最重要的罪魁祸首之一。但是，如果能采取积极的预防措施，每年死亡人口可减少 600 万。因此，对于每一位高血压患者来说，接受正规而有效的治疗是确定无疑的真理。

高血压是当前最重要、最常见的心血管疾病，若不进行治疗，任其自然发展，则会明显加速动脉粥样硬化的发展，引起各种并发症。据研究，高血压患者起病后平均 13.9 年发生脑出血、脑梗死、急性心肌梗死等严重并发症。若不治疗，其自然病程平均只有19年，比血压正常者要短寿约20年。高血压病的

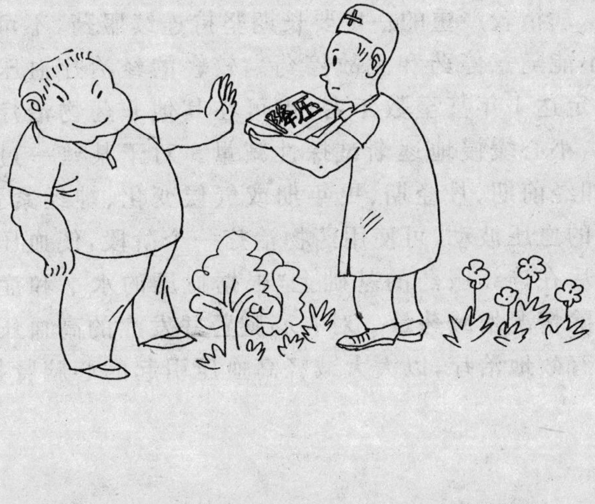

危害是如此之大，每一个高血压病患者都应当认真对待，坚持接受正规而有效的治疗。

## 7. 得了高血压需要终生治疗吗?

高血压病是一种慢性病，其特点是发病率高，早期临床症状不明显，但后期并发症多而严重，绝大多数病程进展缓慢，因此，高血压的治疗要及早开始，另一方面要坚持长期或终生治疗。研究表明，高血压患者血压水平的高低与并发症的发生率及其病死率的高低相一致。血压每增加 1.33 千帕(10 毫米汞柱)，发生心血管疾病的危险性就约增加 30%。与血压正常者比较，高血压患者冠心病的发病率要高 3 倍，心力衰竭的发病率高 5 倍，脑卒中的发病率高 7 倍。由此可见，一旦得了高血压，切切不可等闲视之，否则后果严重。高血压患者还应充分认识到坚持长期降压治疗的重要性和必要性，那种急于求成和一劳永逸的想法都是不切实际的。事实证明，坚持长期有规律的治疗，不无故停药、换药和减量，对于有效地治疗高血压是非常重要的。当然，具体的治疗方法也应遵循个体化的原则，不是所有的患者都一概而论、一成不变地服药。血压较高、病情较严重的一定要长期坚持连续服药，不可轻易减量，更不能随意停药和无故停药。较轻的经治疗血压控制满意并稳定达 1 年甚至数年者，也可在其他非药物治疗措施的配合下，小心缓慢地逐渐试探性减量。对于某些一过性诱因刺激，如经前期、月经期、更年期或气候变化、神经紧张、失眠等引起的血压波动，可使用药物治疗一个阶段，使血压维持正常。然后在连续服药的基础上，根据血压的水平和症状及诱因的去除情况增减药量。对有心脑肾并发症的高血压患者更应长期有效地治疗，以大大减轻高血压引起的心脑肾损害，阻止或延缓冠心病、心力衰竭、脑卒中和肾功能衰竭的发生，从而提高生活质量。药物降压治疗是防治高血压的有效武器，但不是惟一的武器，应与非药物治疗相结合。健康的生活方式和结构合理的膳食能收到很好的效果。

总之，高血压患者一定要积极认真地坚持长期治疗，甚至维持终身。只要高血压患者能和医生配合，坚持长期控制血压至正常水平，也可享有与正常人基本接近的健康生活。

## 8. 高血压能彻底治愈吗?

临床实践和流行病学研究都证实，有效的降压治疗能阻止或减少高血压患者心脑血管并发症的发生，降低病死率。尽管患者血压可以被满意地控制在正常水平，并可长期保持稳定，但就目前国内外的医学水平而言，高血压尚不能彻底治愈，就是说，一停药血压仍然会回升到治疗前的水平。为什么呢？原因可能有如下几点：①高血压的病因至今未明。目前只能确定一些高血压诱发因素，如高钠盐、高脂肪饮食者易患高血压；脑力劳动者和精神紧张者易患高血压；酗酒、肥胖和有高血压家族史者易患高血压等。但究竟其确切病因是什么，尚不清楚。②高血压的发病机制亦不甚明了。虽然已有许多学说从不同角度来阐明高血压的发生机制，但这些学说又都有一定的局限性，即基本上都是从调节血压的某些重要环节去进行论证的。因此，也只能从各自的学说来反映高血压发生机制的某些方面，目前尚不能对其发生机制进行全面地阐述。③由于对高血压的病因与发病机制至今未明，因此，目前所采用的治疗措施（包括非药物治疗和药物治疗）都不是针对其病因的。非药物治疗措施只是针对高血压的诱因，力图消除这些诱因或使其作用降到最低点。而降压药物也多是针对某些生理特点用药的。因此，目前高血压只能被控制而不能被彻底治愈，还需要患者持之以恒地坚持长期治疗。④另外，高血压是产生动脉粥样硬化的最重要的危险因素之一，而动脉粥样硬化又反过来促进高血压的发展。长期的动脉粥样硬化使血管壁弹性减退，外周血管阻力增大，这就使血压进一步升高，加重了高血压。也就是说，高血压与动脉粥样硬化两者互为因果，互相促进，形成恶性循环。有报道指出，不少人的动脉粥样硬化在青壮年时期就已经形成，例如朝鲜战争时期美国阵亡军人的尸检资料就有记载，这种早年的动脉粥样硬化先于高血压发生，是高血压的诱发因素。⑤最近流行病学调查显示，血压在正常高限者，随着年龄的增长其血压比正常血压者升高得更快，这种与年龄有关的“轨迹现象”不是药物所能治愈的，只能通过药物将血压控制在正常范围。

总之，目前高血压还不能被彻底治愈，但通过合理的治疗，完全可以得到控制，并能进一步减少并发症的发生和降低病死率。

## 9. 为什么说高血压的防治已刻不容缓？

高血压是最常见的心血管疾病之一，是全球范围内的重大公共卫生问题。我国 1991 年对 15 岁以上 94 万人群抽样调查，高血压患病率为 11.26％，与 1979～1980 年相比，10 年患病率增加了 25％。据世界卫生组织预测，到 2020 年，非传染性疾病将占我国死亡原因的 79％，其中心血管病将占首位。为了遏制这一心血管病高峰的到来，保证人民健康，保证 21 世纪我国经济的可持续性发展，在全国范围内大力开展高血压的预防，积极治疗高血压，同时控制整个人群的血压水平已刻不容缓。

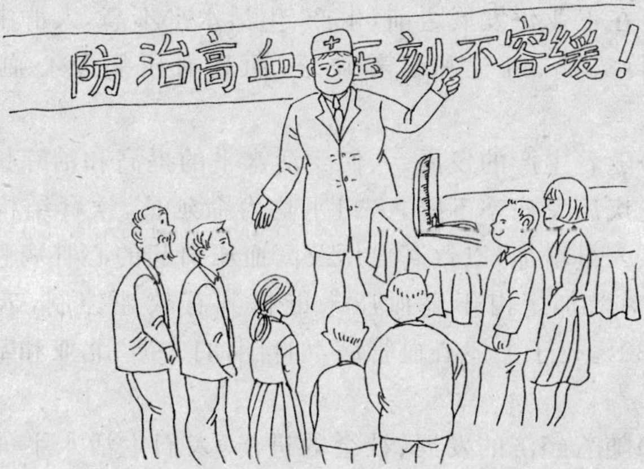


## 10. 高血压的治疗策略是什么？

高血压治疗策略是：首先对患者进行全面检查，根据其血压水平，结合存在的危险因素、靶器官损伤及并存的临床情况分级，全面评估和判断此患者是属于低危、中危、高危还是极高危档。对高危及极高危患者，必须立即对高血压及并存的危险因素进行药物治疗。对中危患者，先对其血压及其他危险因素观察数周，然后决定是否开始药物治疗。对低危患者，可观察相当一段时间，然后决定是否药物治疗。除此之外，所有的高血压患者均应改善生活方式，改变不利于健康的行为和习惯。注意监测血压，控制其他危险因素。



## 11. 发达国家高血压的流行趋势怎样？

世界发达国家高血压及其他心血管病的流行情况随其经

济、社会、文化的发展而变化，大约经历了 4 个阶段：

(1)在工业化发展之前，生产、生活水平不高，人群中的主要问题是传染病、饥荒和营养缺乏，而高血压病及心血管病很少。

(2)随着生产的发展、人们生活水平的提高和治疗技术的改进，上述疾病发病率下降，人口平均寿命延长，饮食结构发生改变，盐摄入量增加，以致高血压及高血压引起的心脏病和脑血管病患病率增加。由于高血压未能得到有效地控制，人群中有10%～30%死于上述心血管病，如目前的非洲、北亚和部分南美地区。

(3)随着经济的发展、社会的进步，人们生活水平的进一步提高，食物中脂肪和糖的比例增加，加上交通工具先进，体力活动逐渐减少，心、脑血管病发病率进一步增加，而且在进入老年期之前提早出现，因动脉粥样硬化而死亡的人数上升至 35%～65%，人群平均寿命下降，如东欧。

(4)由于认识到高血压和动脉粥样硬化等心血管病是一个公共卫生问题，号召全社会都来进行防治，加上医疗技术和药品的不断进步，因动脉粥样硬化而死亡的人数下降到 50%以下，且多发生在 65 岁以上人群。目前，北美、西欧、澳大利亚、新西兰等地区正处于这一阶段。回顾国外高血压发展和流行过程，分析其规律，有助于制定我国高血压的防治方针。

## 12. 发展中国家高血压的流行情况怎样?



多数发展中国家基本上是按照前述发达国家的四阶段发展的。经济不发达的地区，人口迅速增长，而平均寿命也逐渐延长，但膳食结构合理化以及预防高血压、冠心病等知识缺乏，高脂肪、高胆固醇食物摄入过多，体力活动减少，生活节奏紧张，吸烟和无节制的饮酒等，使心血管疾病成为目前发展中国家的一个主要死亡原因，我国也不例外。

## 13. 我国高血压发展趋势和流行情况怎样？

研究显示，我国20世纪80年代初至90年代初的10年间，人群的体重指数、血清总胆固醇水平及血压值等心血管疾病的危险因素全面上升。成人吸烟率于1984年和1996年的两次普查结果亦显示明显增高。1991年普查表明，我国高血压患病率为11.26%，与1979～1980年的调查相比较，10年间增加了25%。即20世纪90年代初，我国已有高血压患者9 000～9 500万人。而冠心病和脑血管病的病死率也随之上升，1998年我国脑血管病居城市居民死亡原因的第2位，在农村居首位。全国每年因脑血管病死亡者超过100万，而引起脑血管病的主要祸首就是高血压。随着我国人口老龄化进程的加速，如不采取积极有效的措施加以干预，预计今后一个时期，我国的高血压、冠心病、脑血管病的发病率和病死率仍将继续增高。

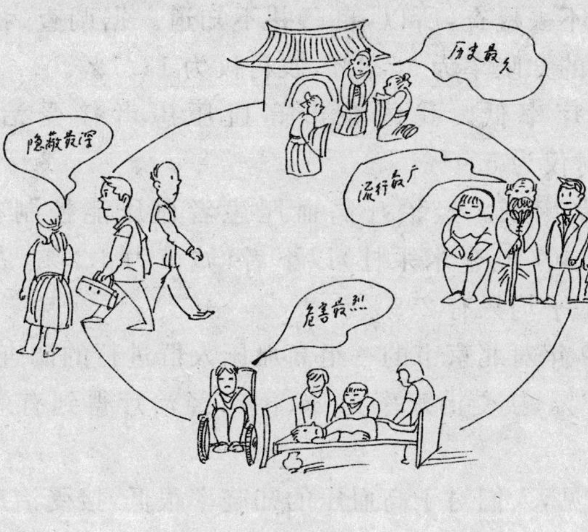

## 14. 目前我国高血压的发病有哪“三高”?

目前我国高血压的发病存在如下三个“高”:

(1)发病率高。平均每10～11个人中或每3个家庭中就有1名高血压患者。

(2)致残率高。目前我国有脑卒中患者约600万,其中75%不同程度地丧失劳动能力,40%为重度残疾,造成个人、家庭和社会的沉重负担。

(3)死亡率高。据统计,心脑血管病占我国城市人口死因构成的41%,北京市已达51%。

## 15. 目前我国高血压状况有哪“三低”?

据1991年我国30个省市95万人的调查显示,我国人群对高血压的认识有如下三个“低”:

(1)知晓率低。在我国人群中,有很多人已经患了高血压,但由于从来不去检查,所以,自己并不知道。据调查,我国城市人群高血压的知晓率为36.3%,农村仅为13.7%。

(2)治疗率低。我国城市高血压患者接受治疗率为17.4%,农村仅为5.4%。

(3)控制率低。经治疗高血压患者血压能控制在18.7/12.0千帕(140/90毫米汞柱)以下者,城市为4.2%,农村仅为0.9%。全国平均只有2.9%。

据1999年对北京市的一组高血压人群进行的调查显示,知晓率为56.3%,接受治疗率为26.8%,经治疗得到有效控制者仅为4.1%。

由此可见,人们对于高血压的知晓率很低,接受治疗缺乏积极性，实际达到治疗目标者很少，以致于高血压不断地发展，最终造成严重的后果。因此，必须加强宣传教育，提高对高血压的认识和重视程度，从而积极有效地防治高血压。

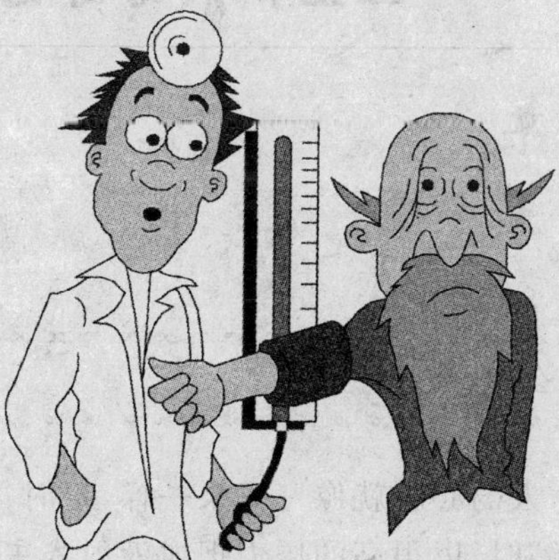

# 第2章 血压知识面面观

## 16. 什么是血压?

简单地说,人的心脏就像一只泵一样,每时每刻都在不停地跳动。心脏收缩时,以很高的压力把血液射入主动脉,管腔内血液骤然增多,动脉暂时扩张。由于动脉血管壁具有很强的弹性,当心室停止射血,进入舒张期时,动脉壁依靠张力作用而回缩,产生压迫力,将血液继续向前推进。由此可知,血液在动脉血管内流动时,无论心脏收缩还是舒张,都会对血管壁产生一定的压力(侧压力)。血流动力与动脉血管壁的阻力之间产生的压力就称之为血压。

## 17. 什么是收缩压和舒张压?



当心脏收缩时,将血液射入动脉,这时所产生的压力最高,称为收缩压,俗称高压。当心室收缩完毕,由收缩状态转为舒张状态,此时动脉血管内的血压降至最低,称为舒张压,俗称低压。收缩压减去舒张压,其差值称为脉压或脉压差。

## 18. 血压用什么计量单位表示?

过去传统上使用"毫米汞柱"为血压的计量单位,其符号为"mmHg"。如某人测得收缩压为 120 毫米汞柱,舒张压为 80 毫米汞柱,那么其血压值就可以标记为"120/80mmHg"。近年来为了便于国际间的学术交流,将计量单位与国际接轨,按照国家的有关标准,目前医学上已采用国际通用的血压计量单位,即"千帕"。"千帕"就是以 1 000"帕[斯卡]"为一个单位,其符号为"kPa"。所谓"帕(Pa)",就是代表每平方米面积为 1[牛顿]的作用力($N/m^2$)。新旧单位的换算公式为:1 毫米汞柱(mmHg)=0.133 千帕(kPa)或 1 千帕(kPa)=7.52 毫米汞柱(mmHg)。

尽管"千帕(kPa)"已被列为法定的血压计量单位,但迄今为止,无论在临床上还是在一般群众中,习惯还是多用"毫米汞柱"来计算血压值。1999 年世界卫生组织和国际高血压联盟(WHO/ISH)制定的《1999WHO/ISH 高血压治疗指南》以及我国制定的《1999 中国高血压防治指南》中采用的都是"毫米汞柱"计量单位。

## 19. 什么是理想血压和正常血压?

世界卫生组织和国际高血压学会(WHO/ISH)制定的《1999WHO/ISH 高血压治疗指南》中将 18 岁以上的成年人收缩压小于 16.0 千帕(120 毫米汞柱)、舒张压小于 10.7 千帕(80 毫米汞柱)者列为理想血压。收缩压小于 17.3 千帕(130 毫米汞柱)、舒张压小于 11.3 千帕(85 毫米汞柱)者列为正常血压。为了与国际接轨,我国制定的《1999 中国高血压防治指南》基本上采用了与 WHO/ISH 相一致的标准。

根据近20年的流行病学调查结果显示，血压大于16.0/10.7千帕(120/80毫米汞柱)时，心脑血管病开始逐渐增多。我国流行病学资料也证实，国人最理想的血压也应为小于16.0/10.7(120/80毫米汞柱)。一些健康人常年血压保持在10.7/8.0千帕(90/60毫米汞柱)而又无任何症状者不应视为低血压。何为低血压？目前国内外尚无明确的统一标准。一般情况下，如果血压低于11.3～10.7/7.3～8.0千帕(85～90/55～60毫米汞柱)，并伴有头晕、全身无力、精力不集中、记忆力差、工作效率低等症状，应认为是血压过低了。老年人使血压保持在理想水平是减少心脑血管病的有利因素。

## 20. 什么是正常血压高值，需要治疗吗？

《1999WHO/ISH高血压治疗指南》和《1999中国高血压防治指南》(以下简称"两个指南")中都将收缩压在17.3～18.5千帕(130～139毫米汞柱)、舒张压在11.3～11.9千帕(85～89毫米汞柱)列为正常血压的高值或正常高限。正常血压高值虽不能诊断为高血压，但根据国际上大规模临床试验和流行病学研究资料显示，其在以后发展为高血压的危险明显大于理想血压者，并且正常血压高值者发生心脑血管病的危险也明显高于理想血压人群。因此，对于正常血压高值者至少应改善生活方式，注意监测血压变化。若同时合并有糖尿病或已经有肾脏受损(如发现蛋白尿)，已属于不正常，应接受降压药物治疗。



## 21. 正常人的血压固定不变吗？

正常情况下，人的血压并不是固定不变的。同一个人在非同日或在同日的不同时间所测得的血压值是不会绝对相同的。

比如，白天人的活动较多，血压相对较高；夜间睡眠时四肢处于静止状态，全身脏器、组织功能活动减弱，血压降至最低水平。按人的生物钟节律，一般早晨醒后血压开始升高，上午8～10点血压最高，以后又逐渐下降，中午饭后1小时左右血压开始回升，晚上6～8点又有一小高峰，但比上午稍低一些，以后又逐渐下降。这说明正常情况下人在白天的血压有2个高峰和2个低谷，最高血压与最低血压相差可达40毫米汞柱。此外，体位对血压也有一定的影响，一般坐位血压高于站立位，下肢血压高于上肢血压，可相差2.67千帕(20毫米汞柱)。左、右上肢的血压正常时也可相差0.67～1.33千帕(5～10毫米汞柱)。

以上所述的血压的波动是一种正常的生理现象，只要在正常范围内波动，完全没有必要为之顾虑。

## 22. 影响血压的因素有哪些？

人的血压随饮食、起居、情绪变化及药物等因素而有一定的波动，这些因素既可引起正常血压的生理性波动，也可使高血压患者的血压波动不稳。影响血压的因素有如下几点：

(1)食盐：高盐饮食可使血压升高，而低盐饮食可使血压降低。研究表明，每人每天多吃2克盐，血压会升高0.27/0.16千帕(2.0/1.2毫米汞柱)。低盐饮食也是高血压患者的基础治疗之一。利尿剂也是通过降低体内钠的含量而产生降压作用的。一般每人每天的食盐摄入量应限制在5克左右。

(2)肥胖：随着体重的增加，体内的血液量也相应地增多，这样，心脏就必须做更多的功才能把增多的血液输送到全身血管，在这同时也会使血压升高。

(3)膳食结构不合理：如高脂肪、高糖饮食可使体重增加，低钾低镁饮食也对控制血压不利。

(4)情绪变化：精神紧张、情绪激动、过喜、过悲、大怒、恐惧等均可致交感神经兴奋，使血压升高。

(5)药物影响：如避孕药、激素、非甾体类抗炎药、某些抗抑郁药、抗肿瘤药等均可使血压升高。

(6)吸烟及过量饮酒：对控制血压不利。

(7)剧烈运动：剧烈运动时，收缩压可升高 3.33～6.67 千帕(25～50 毫米汞柱)，而舒张压只略微升高，运动停止后，血压可很快恢复到原先的水平。

(8)进餐：人在进餐时，血压通常可升高 0.67～1.1 千帕(5～8 毫米汞柱)，且可持续 1 小时左右，主要是收缩压升高。

(9)睡眠：正常人睡眠时血压可比醒时低 2.00～4.00 千帕(15～30 毫米汞柱)。

(10)其他：如天热时血管扩张，血压下降；天冷时血管收缩，血压升高；排尿前膀胱胀大，血压升高；排尿后血压下降等。

## 23. 血压随年龄的增长而升高吗？

正常人一生中的血压并不是一成不变的，在儿童和青少年时期，血压随年龄的增长而升高，以收缩压升高为明显。据国外研究报告，正常人自出生后至 20 岁，收缩压逐年升高，男性平均每年升高 0.27 千帕(2 毫米汞柱)，女性升高 0.13 千帕(1 毫米汞柱)，但舒张压升高不明显。据北京房山县 4～14 岁儿童 4 年血压纵向研究的结果，收缩压男童平均每年升高 0.17 千帕(1.24 毫米汞柱)，女童升高 0.14 千帕(1.05 毫米汞柱)，舒张压男童、女童平均每年升高分别为 0.02 千帕(0.16 毫米汞柱)和 0.09 千帕(0.66 毫米汞柱)。关于老年人的血压与增龄的关系，目前的认识还相当有限。在发达国家的人群中，收缩压和舒张压随年龄的增长而升高，40～70 岁收缩压升高 0.67～1.33 千帕(5～10 毫米汞柱)，舒张压升高(平均)0.75 千帕(5.6 毫米汞柱)。收缩压随年龄增长而呈进行性升高，直到 70～80 岁，而舒张压则只到 50～60 岁，此后则维持原有的水平或可轻度下降。血压随年龄增长而升高的现象也有性别与民族的差异，比如，女性的收缩压可较男性多升高 0.13～1.20 千帕(1～9 毫米汞柱)，但舒张压仅比男性有轻度升高；另外，黑人随年龄增长而血压升高比白人明显。血压随年龄增长而升高的现象也并非必然，对南美和南太平洋的原始人群的研究发现，年龄增长并不伴有显著的血压升高，这表明社会环境因素(如膳食、吸烟、饮酒、肥胖、体力活动、精神紧张等)可造成老年人血压升高。

## 24. 正常人四肢的血压一样吗?

正常人四肢的血压可以不完全一样。从解剖学来看，右上肢的肱动脉来源于主动脉弓的第一分支(无名动脉)的分支右锁骨下动脉；而左上肢的肱动脉来源于主动脉弓的第三分支即左锁骨下动脉。由于解剖学及血流动力学的关系，一般人的右上肢血压可以比左上肢血压高 1.33 千帕(10 毫米汞柱)左右。与上肢的肱动脉相比，人的下肢股动脉血管较粗，血流量较大，在正常情况下，平卧时下肢血压比上肢血压要高 2.67～5.33 千帕(20～40 毫米汞柱)。一般左、右下肢的血压无差别。

由于左、右上肢的血压可略有差别，因此规定，在测量血压时，应以右上肢的血压值为准。那种测血压分男左女右的说法(即男性的血压测量左上肢、女性的血压测量右上肢)是没有科学根据的。

## 25. 人的血压是怎样调节的？

人体血压的调节机制是非常复杂的。正常的血压调节主要取决于心脏的排血功能（心排血量）和外周血管的阻力（外周阻力）。心排血量可受各种因素的影响，包括循环血量、心率和心肌收缩力等，而外周阻力则受自主神经及内分泌等因素的影响。例如，当人体处于兴奋、激动或紧张状态时，交感神经兴奋，使心脏搏动加强、加快，心脏排血量增加，血压随之升高。此时，由于主动脉血管壁扩张，刺激了主动脉弓血管壁内的压力感受器，并将冲动传入中枢神经，使心脏交感中枢的兴奋性降低，而迷走神经中枢的兴奋性增高，致心率减慢，心肌收缩力减弱，心排血量相应的减少，血压又随之下降。所以，当你在特别激动时，往往感到一阵心跳特别快，然后心跳又渐渐地慢下来，逐渐恢复正常，这就是自主神经系统参与的调节过程。

当然，在人体血压调节过程中，体内的神经-内分泌系统起着非常重要的作用，它们通过一系列“反馈-负反馈”机制相互“牵制”，使血压得到调节和平衡。但如果一个人长期处于紧张和应激状态，这种血压调节机制的作用就会减弱，以至失调，最终则有可能发展成为真正的高血压病。

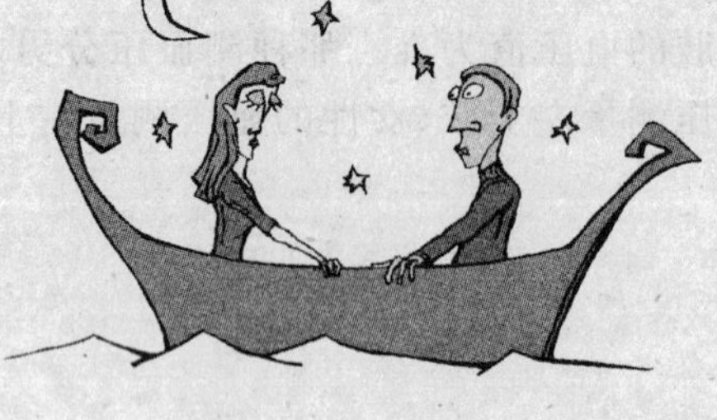

# 第 ③ 章　学会测血压

## 26. 血压计是怎样发明的？

1854 年，Vierordt 设计并研制成功了世界上第一个用于测量动脉血压的血压计，后来又几经演变和发展，于 1896 年 Riva-Rocci 开始将袖带式间接测量血压的血压计应用于临床。1905 年俄籍生理学家命名了血压听诊时的 4 个声音，用以表达收缩压与舒张压，形成了能够推广应用的听诊测量血压的方法，这期间前后已经历了 100 年。

## 27. 常用的血压计有哪几种？怎样正确使用？

常用的血压计有水银柱式、气压表式和电子血压计 3 种。水银柱式血压计的水银必须足量，刻度管内的水银凸面应正好在刻度“零”处，使用时标尺（看刻度）必须与水银柱垂直。玻璃管内的脏物及氧化物必须定期清除，尤其是玻璃管上端的出气孔不能被堵塞，否则气囊加压后，水银柱上升反应迟钝，造成测压误差。气压表式血压计应至少每 6 个月与水银柱血压计校准 1 次，因为其中的机械装置很难保证读数始终准确。近年来电子血压计的使用越来越多，尤其适用于家庭和个人自测血压，操作简单，使用方便，也便于携带。但必须是符合国际标准的上臂式电子血压计，而且还须经常和标准的水银柱式血压计进行校正，以保证其准确性。不推荐使用肘关节以下的电子血压计。

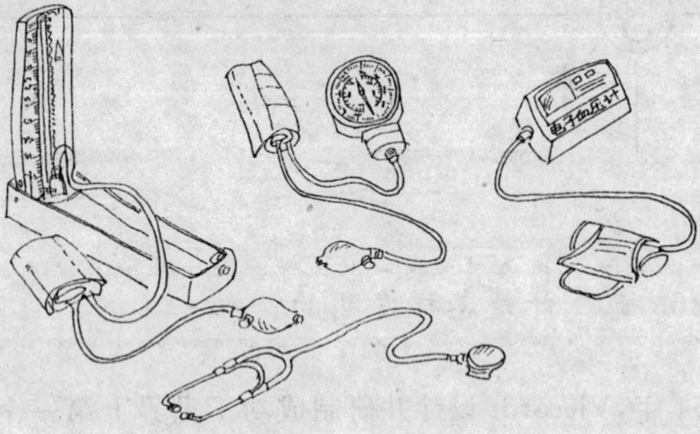


## 28. 血压计的构造如何？由哪几部分组成？

血压计的构造，以水银柱式血压计为例，由四部分组成：①袖带，包括充气橡皮囊袋；②加压（打气）用橡皮球和橡皮管；③控制阀门；④测压器。

## 29. 血压计的部件有哪些规格和要求？

血压计每个部件的规格和具体要求分别叙述如下：

（1）袖带：袖带的长度和宽度必须符合标准，要求气囊袖带宽 13～15 厘米，必须覆盖上臂长度的 2/3，袖带气囊长 30～35 厘米，应至少能环包覆盖 80％以上的上臂周径。否则，袖带太窄，测得的血压值较实际血压要高；太宽则测得的血压值较实际血压为低，导致错误诊断。世界卫生组织心血管病和高血压专家委员会推荐的成人袖带宽度是14厘米。市场销售的血压计袖带其规格一般普通成人用为12厘米×23厘米，肥胖或高大一些的成人用为15厘米×30厘米，儿童袖带为9厘米×18厘米，婴儿袖带为6厘米×12厘米，新生儿袖带为2.5厘米×5厘米。肥胖者或臂围较大者应购置较大规格的袖带，儿童则应购置小规格的儿童专用袖带。

(2)橡皮球及橡皮管：加压(打气)用的橡皮球与橡皮管必须完好，没有漏气。橡皮管的长度至少为76厘米，与橡皮球的连接必须是密闭的。

(3)控制阀门：当打气加压时，应先旋紧(关闭)阀门。水银柱随着打气压力的增加而毫不费力地上升；当放松(打开)阀门时，水银柱就会随着气体的释放和压力的下降而下降。怎样判定阀门是否漏气呢？可先打气加压使水银柱上升到26.7千帕(200毫米汞柱)，然后停10秒钟。若阀门不漏气，则水银柱在10秒钟下降不应超过2毫米，如超过此数，阀门可能有漏气。若慢慢放松控制阀门时，可控制水银柱在1秒钟内下降0.133千帕(1毫米汞柱)；若完全放开阀门，在1秒钟内水银柱可下降至零刻度，说明控制阀门良好。若下降速度过慢，则可能是空气过滤器堵塞。

(4)测压器：一般有3种：①水银柱式测压器。水银柱刻度0～40.0千帕(0～300毫米汞柱)，水银柱内的水银必须足量，不使用时，水银凸面应在刻度“零”。②气压表式测压器。用指针表示血压读数，其准确性不如水银柱式测压器，但相差0.400千帕(3毫米汞柱)是可以允许的。③电子血压计。其声音传感器的敏感性可能经常造成测压误差，而袖带及上臂的位置移动、摩擦、周围噪音、机械或电路故障等均能影响这种敏感性。

## 30. 怎样选购血压计?

血压计的选购要视使用情况及维修能力而定。原则上建议使用水银柱式血压计,特别是医院及各级医疗单位。其优点是准确性及可信性较高,缺点是较重,携带不方便,而且要使用听诊器,不会使用听诊器或听力不好者无法使用。表式血压计的优点是携带方便,缺点是测压准确性不及水银柱式血压计,维修也较困难。此外,表式血压计刻度数字小,视力、听力不好的老年人使用有困难。电子血压计的优点是轻巧,携带方便,操作简单,不须使用听诊器,最适合家庭和个人自测血压使用。缺点是准确性不如水银柱式血压计,价格也贵。尤其是手腕(手表)式或指头式电子血压计准确性差,不推荐使用。

## 31. 怎样正确测量血压? 有何具体要求?

测量血压是诊断高血压及评价其严重程度的主要手段,临床上通常采用间接方法,在上臂肱动脉部位测得血压值。如果在其他部位测量血压需要加以注明。正确测量血压,有如下具体要求:

(1)被测量者至少安静休息 5 分钟,在测量前 30 分钟内禁止吸烟和饮咖啡或浓茶,并要排空膀胱(小便)。

(2)被测量者取坐位,最好坐在靠背椅上,选右上臂进行测量。裸露右上臂,肘部置于与心脏同一水平。若疑有外周血管病,首次就诊时应测两上臂血压。特殊情况下测量血压时可以取卧位或站立位。老年人、糖尿病患者及常出现直立性低血压情况者,应测立位血压。测量立位血压应在卧位改为站立位 2 分钟后进行。不论被测量者体位如何,肘部都应放在与心脏同一水平。

(3)使用大小合适、符合要求的袖带。肥胖者或臂围大者应使用大规格袖带，儿童用较小袖带。

(4)将袖带紧贴于被测者上臂，袖带下缘应在肘弯上 2.5 厘米。将听诊器的胸件置于肘窝肱动脉搏动处。

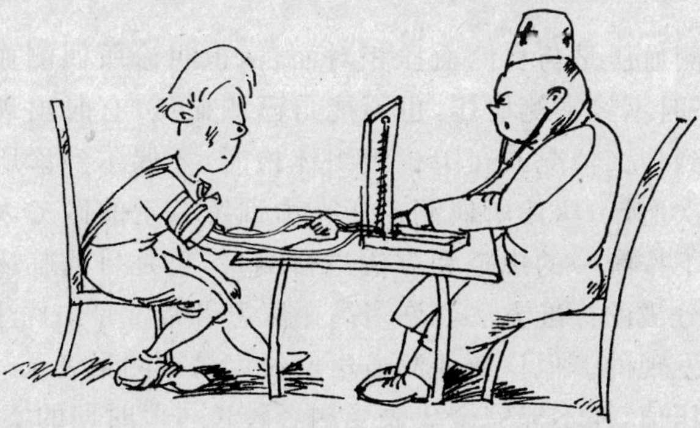

(5)最好选用符合计量标准的水银柱式血压计进行测量。若使用机械式气压表血压计或符合国际标准的电子血压计，则须与水银柱式血压计同时测量进行校正，以确保非水银柱式血压计的准确性。

(6)测量时快速充气，气囊内压力应达到桡动脉搏动消失并再升高 4.00 千帕(30 毫米汞柱)，然后以恒定的速率[0.27～0.80 千帕/秒(2～6 毫米汞柱/秒)]缓慢放气。心率较慢时放气的速率也应较慢。当获取舒张压读数后即可快速放气至零。

(7)在放气过程中仔细听取柯氏音，观察柯氏音第Ⅰ时相(即听诊时声音首次出现)与第Ⅴ时相(即声音消失)水银柱凸面的高度。收缩压读数取柯氏音第Ⅰ时相。舒张压读数取柯氏音第Ⅴ时相。儿童、妊娠妇女、严重贫血、主动脉瓣关闭不全或柯氏音不消失者，以柯氏音第Ⅳ时相(即声音变调)定为舒张压。

(8)1 次测量后，应相隔 2 分钟重复测量，取 2 次读数的平均值。如果 2 次测量的收缩压或舒张压读数相差>0.67 千帕(5 毫米汞柱),则隔 2 分钟后再次测量,然后取 3 次读数的平均值。

## 32. 什么叫偶测血压？有什么意义？

偶测血压是与自测血压相对而言,也叫诊所偶测血压。就是说,平时不经常测血压,也不能自己测血压,有时出现某种症状或遇到什么情况或在单位组织体检时,才偶尔到诊所或医院去测一次血压,叫诊所偶测血压。由训练有素的医务人员在标准条件下按统一的规范和方法进行测量,也是目前临床诊断高血压和分级的标准方法。许多高血压患者常常是由医生在偶测血压时发现的。但诊所偶测血压值仅仅是被测量者某一短暂时刻的血压值,还不能完全代表受测者较长一段时期的实际血压。由于血压有明显波动性的特点,应于非同日多次反复测量才能确定血压是否正常或升高,以及升高是否为持续性。

## 33. 什么叫自测血压？有什么优点？

自测血压也是与偶测血压相对而言的,又叫家庭自测血压。是受测者在家中或其他环境里自我测量血压,简称自测血压。家庭自测血压有四方面优点:①可以随时提供日常生活状态下有价值的血压信息,从而区别真正的持续性高血压和单纯诊所高血压(即“白大衣高血压”);②评价降压药物的治疗效果;③提高患者坚持治疗的顺从性;④增强高血压患者对治疗的主动参与性,以及可以方便快捷地随时掌握自己的血压变化情况,有益于患者认识自己的高血压问题等。家庭自测血压在评价血压水平和指导降压治疗上已成为诊所偶测血压的重要补充。

家庭自测血压的具体方法与诊所偶测血压基本上相同。家庭自测血压一般推荐使用质量可靠、符合国际标准的上臂式全自动或半自动电子血压计。操作简单，使用方便，但必须定期到医院与水银柱血压计校对。不推荐使用肘关节以下的电子血压计，如手腕式和指套式电子血压计，因其准确性差。研究证实，家庭自测血压值一般较诊所偶测血压值低几个毫米汞柱。《中国高血压防治指南》推荐18.0/11.3千帕（135/85毫米汞柱）为家庭自测血压的正常上限参考值。

## 34. 什么叫动态血压监测？有什么价值？

通常我们使用血压计在医疗单位或家中测量血压，显然，这种随测血压不能可靠地反映血压的波动，以及在日常活动和休息状态下的血压情况。近年来，已能够用小型携带式血压记录仪测定24小时动态血压，这就是动态血压监测。动态血压监测是使用符合国际标准的动态血压监测仪，让受测者处于日常工作和生活状态下进行24小时血压连续监测。一般每15～30分钟记录1次血压读数，之后进行计算机处理。研究表明，动态血压监测的血压数值，也较诊所偶测血压值为低。《中国高血压防治指南》推荐动态血压监测的正常值参考标准为：24小时血压平均值＜17.3/10.7千帕（130/80毫米汞柱）；白天血压平均值＜18.0/11.3千帕（135/85毫米汞柱）；夜间血压平均值＜16.6/10.0千帕（125/75毫米汞柱）。正常情况下，夜间血压平均值比白天血压平均值低10％～20％。

正常人血压呈明显的昼夜波动性，动态血压曲线呈双峰一谷，即夜间血压最低，清晨起床活动后血压迅速上升，在上午6～10时及下午4～8时各有一高峰，继之又缓慢下降。高血压患者的血压昼夜波动曲线也与正常人相类似，但总的血压水平较高，波动幅度较大。早晨血压上升的现象，伴有血中儿茶酚胺浓度升高，血小板聚集增加，这可以解释为何一些心血管急性事件，如急性心肌梗死、猝死、脑卒中等较多的发生于早晨起床后的一段时间内。

动态血压监测提供 24 小时白天与夜间各时间段的血压数值，最真实、客观地反映血压的实际水平及其变化规律，临床实用价值很大，可用于单纯性诊所高血压与真正持续性高血压的鉴别，用于疗效不好的顽固性高血压、发作性高血压或低血压，以及血压波动较大患者的血压监测，并为高血压的科研工作提供有力的手段。

与家庭自测血压一样，动态血压监测同样不能取代常规的血压测量方法。它只能作为后者的一种补充。

## 35. 儿童血压的测量有什么要求?

给儿童测量血压时，首先要使被测儿童保持安静状态，保证被测儿童合作，然后，选择适当规格的袖带。要求袖带的宽度：0～2 岁为 5～6 厘米，3～6 岁为 7 厘米，7～8 岁为 10 厘米，9～14 岁为 12 厘米。袖带长度可以完全包绕上肢。体位要求：0～2 岁婴幼儿取卧位，3～14 岁儿童则取坐位。测量时，小于 12 岁的儿童听取舒张压用柯氏第 4 音，13 岁以上者则用第 5 音。

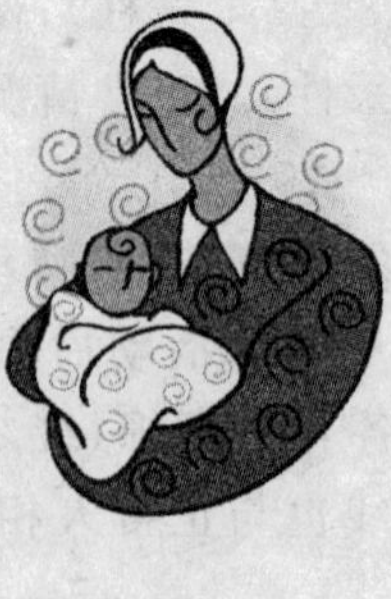

# 第4章　高血压的标准与分类

## 36. 什么是高血压?

高血压是一种以动脉压升高为特征,可伴有心脏、血管、脑和肾等器官功能性或器质性改变的全身性疾病。1999 年世界卫生组织(WHO)/国际高血压学会(ISH)公布的《1999WHO/ISH 高血压治疗指南》以及我国国家卫生部/中国高血压联盟制定的《1999 中国高血压防治指南》(以下简称《两个指南》)都将高血压定义为:成年人(>18 岁)在未服用降压药物的情况下,收缩压≥18.6 千帕(140 毫米汞柱)和(或)舒张压≥12.0 千帕(90 毫米汞柱)称为高血压;既往有高血压史,目前正在使用抗高血压药物,血压虽未达到上述水平,亦应诊断为高血压。将收缩压≥18.6 千帕(140 毫米汞柱)和舒张压<12.0 千帕(90 毫米汞柱)者,单独列为单纯性收缩期高血压。《1999 中国高血压防治指南》是自 1959 年以来我国对高血压的诊断、防治标准的第五次全面修订。近 20 年来,世界卫生组织也两次修订过高血压诊断标准。目前所执行的标准与从前不同的主要是,过去我国高血压的划线为收缩压>18.6 千帕(140 毫米汞柱)、舒张压>12.0 千帕(90 毫米汞柱),现在将达到这两个数值的人也划为高血压，与世界卫生组织的标准相一致。

正确测量血压是诊断高血压的前提，不能根据一次的偶测血压确诊高血压。应注意在标准的环境下使用标准的血压计和标准的测量方法多次重复测量血压。

正常血压和高血压之间本无明显的分界，两者实际上是一个人为划定的标准，其目的在于加强对高血压的预防和治疗，以减少由于高血压而引起的心脑血管并发症和降低病死率。因此，除按标准对高血压进行诊断外，还应对高血压进行分类，以识别高危患者，并对其制定出随访和治疗对策。

## 37. 高血压是怎样分类的？

过去曾将高血压分为Ⅰ期、Ⅱ期、Ⅲ期。世界卫生组织的专家们认为“期”有指病程进展阶段的涵义。为了避免引起患者对这种分期的恐惧以及评价病情的片面性，决定今后不再使用过去的Ⅰ、Ⅱ、Ⅲ期分类方法。1999 年制定的两个《指南》将高血压最新分类标准定为：1 级高血压：18.7～21.2/12.0～13.2 千帕（140～159/90～99 毫米汞柱）；2 级高血压：21.3～23.9/13.3～14.6 千帕（160～179/100～109 毫米汞柱）；3 级高血压：≥24.0/8.4 千帕（180/110 毫米汞柱）。

当患者收缩压与舒张压属于不同级别时，应以两者中较高的级别为准。例如某患者的收缩压是 22.7 千帕（170 毫米汞柱），应为 2 级，而舒张压是 13.1 千帕（98 毫米汞柱），应为 1 级，那么该患者应定为 2 级高血压。

## 38. 高血压分类标准列表

根据《两个指南》，18 岁以上成年人的血压分类标准（表 4-1）。

**表 4-1　18 岁以上成年人血压水平的定义和分类**

| 类　别 | 收缩压<br>千帕（毫米汞柱） | 舒张压<br>千帕（毫米汞柱） |
|---|---|---|
| 理想血压 | ＜16.0(120) | ＜10.7(80) |
| 正常血压 | ＜17.3(130) | ＜11.3(85) |
| 正常高值 | 17.3～18.6<br>(130～139) | 11.3～11.9<br>(85～89) |
| 1 级高血压（轻度） | 18.7～21.2<br>(140～159) | 12.0～13.2<br>(90～99) |
| 亚组：临界高血压 | 18.7～19.9<br>(140～149) | 12.0～12.5<br>(90～94) |
| 2 级高血压（中度） | 21.3～23.9<br>(160～179) | 13.3～14.6<br>(100～109) |
| 3 级高血压（重度） | ≥24.0(180) | ≥14.7(110) |
| 单纯收缩期高血压 | ≥18.7(140) | ＜12.0(90) |
| 亚组：临界收缩期高血压 | 18.7～19.9<br>(140～149) | ＜12.0(90) |

## 39. 怎样进行高血压危险性分层？

原发性高血压的严重程度并不单纯与血压升高的水平有关，必须结合患者总的心血管疾病危险因素及合并的靶器官损害作全面的评价，治疗目标及预后判断也必须以此为基础。

高血压水平按 1、2、3 级区分（见第 37 问，高血压是怎样分类的）。心血管疾病危险因素包括：吸烟，高脂血症，糖尿病，年龄＞60 岁，男性或绝经后女性，心血管疾病家族史（发病年龄女性＜65 岁，男性＜55 岁）。靶器官损害及合并的临床疾病包括：心脏疾病（左心室肥大、心绞痛、心肌梗死、既往曾接受冠状动脉旁路手术、心力衰竭），脑血管疾病（脑卒中或短暂性脑缺血发作)，肾脏疾病(蛋白尿或血肌酐升高)，周围动脉疾病，高血压视网膜病变(≥Ⅲ级)。

高血压危险度的分层可以血压水平结合危险因素及合并的器官受损情况将患者分为低、中、高和极高危组。治疗时不仅要考虑降压，还要考虑危险因素及靶器官损害的预防及逆转。

高血压的危险性分层(表4-2)：

**表4-2　高血压的危险性分层表**

| 其他危险因素和病史 | 1级高血压 | 2级高血压 | 3级高血压 |
|---|---|---|---|
| 无其他危险因素 | 低危 | 中危 | 高危 |
| 1～2个危险因素 | 中危 | 中危 | 极高危 |
| ≥3个危险因素或靶器官损害或糖尿病 | 高危 | 高危 | 极高危 |
| 并存临床相关疾病 | 极高危 | 极高危 | 极高危 |

## 40. 怎样按高血压危险分层评估预后?

两个《指南》根据血压的分级，结合影响预后的危险因素、靶器官损伤情况及并存的临床并发症等进行综合分析，量化地将高血压患者分为低危、中危、高危和极高危四档，每一档既反映疾病的绝对危险，各档之间因其危险因素的数量及严重性的不同其危险程度不同。它们分别表示不同的预后状况和降压治疗获得的绝对益处。高危和极高危患者的预后虽较差，但降压治疗后的获益却较大。

## 41. 什么是高血压的低危与中危?

两个《指南》中将高血压的预后评估分为低度危险、中度危险、高度危险、极高度危险四组,对低危与中危的识别和判断条件如下。

低度危险组:男性年龄＜55 岁,女性年龄＜65 岁,高血压 1 级,不伴有其他危险因素者属低危组。治疗以改善生活方式为主,如 6 个月无效再给予药物治疗。典型情况下,10 年随访中患者发生主要心血管事件的危险＜15%。临界高血压患者的危险更低。

中度危险组:高血压 1 级伴有 1～2 个危险因素或高血压 2 级不伴有或伴有不超过 2 个危险因素者属中危组。对中危组患者是否应当给予药物治疗,开始药物治疗前应经多长时间的观察,医生需予十分缜密的判断。一般情况下,除改善生活方式外,还应给予药物治疗。典型情况下,该组患者随后 10 年内发生主要心血管事件的危险为 15%～20%。若患者属高血压 1 级,兼有一种危险因素,10 年内发生主要心血管事件的危险约为 15%。

## 42. 什么是高血压的高危与极高危?

两个《指南》中,将高血压预后评估中的高危与极高危的识别和判断条件规定如下。

高度危险组:高血压水平属 1 级或 2 级,同时兼有 3 个或 3 个以上的危险因素,或兼患糖尿病,或兼有靶器官损伤的患者属高危组;或高血压水平属 3 级,而无其他危险因素的患者亦属高危组,必须进行药物治疗。典型情况下,该组患者随后 10 年内发生主要心血管事件的危险为 20%～30%。

极高度危险组：高血压 3 级，同时有一种以上危险因素或靶器官损害；或高血压 1～3 级，同时合并有临床相关疾病，如脑血管病、心脏血管病、肾脏疾病、糖尿病肾病、高血压性视网膜病变、眼底出血或渗出等均属极高危组。必须及早制定最积极的治疗方案，并迅速开始强化药物治疗。典型情况下，随后 10 年内发生主要心血管事件的危险最高，≥30%。

## 43. 什么是临界高血压？

临界高血压是近年来提出的一个较新的概念，它的确切含义尚未统一，主要是指患者血压有时升高，有时在正常范围，并未对心、脑、肾等器官产生损害，所以，又称为“边缘性高血压”、“一时性高血压”或“不稳定性高血压”。临界高血压界于正常血压与高血压之间，有一部分实际上已是真正的高血压的早期表现，若得不到有效控制，有可能转变为真正的高血压。若能及早采取积极的防治措施，也可以阻止其发展。

## 44. 什么是单纯性收缩期高血压？

单纯性收缩期高血压是指收缩压（即高压）升高，≥18.7 千帕（140 毫米汞柱），而舒张压（即低压）不高，低于 12.0 千帕（90 毫米汞柱）。因为单纯性收缩期高血压大部分发生在 60 岁以上的老年人，所以又叫老年人单纯性收缩期高血压。



为什么老年人会发生单纯性收缩期高血压呢？因为老年人的主动脉及其分支发生硬化，动脉弹性较差，不能正常舒缩，使外周血管阻力增加，这是导致血压增高的主要原因。由于动脉血管壁变硬，测量血压时，袖带气囊必须在很高压力时，才能完全阻断血流。因此，收缩压明显增高，与舒张压的增高不成比例，脉压差增大。

过去认为对老年人收缩期高血压不必用降压药治疗，但近年来大量的流行病学研究显示，收缩压增高比舒张压增高的危害更大，那种认为老年人血压不宜降得“过低”，而应保持高于正常的收缩压，不必接受治疗的观点是完全错误的。

## 45. 什么是“白大衣高血压”?

“白大衣高血压”也叫诊所高血压。它是指患者平时血压不高，或者是在家里自测血压不高，但到了医院或诊所，穿白大衣的医务人员给量血压时，血压就高。这是一种反应性、暂时性的血压升高。在家自测血压，环境安静，避免了到医院去的紧张和路途劳累，血压较为正常，而到医院或诊所测血压，有医务人员在场，少数患者会引起血压反应性升高。这种情况多见于抽象思维能力强的人和年轻的临界高血压患者，为交感神经兴奋性增强的缘故。

判断是否属于“白大衣高血压”现象，可以做 24 小时动态血压监测，以确定或排除之。在门诊或诊所一次偶测血压升高不能马上确诊为高血压，更不要让患者轻易服用降压药物。

过去认为，“白大衣高血压”现象只是血压的暂时性升高，属于良性，但近年来的研究发现，一部分“白大衣高血压”患者可能是处于高血压的前期状态，预示着有可能发展为真正的高血压病，尽管这种情况为数较少，但经常发生“白大衣高血压”的人要及早采取预防措施，防止其发展为高血压。



## 46. 什么是一过性高血压?

一过性高血压指的是由于精神紧张、情绪激动、恐惧、愤怒、过度兴奋或过度疲劳等因素引起的一时性血压升高。性交过程也可以引起一时性血压升高。"白大衣高血压"实际上也属于一过性高血压。有人曾对高考考场上的考生进行血压检测，发现这些考生的血压普遍较平时升高。上述这些血压升高的情况，在去除种种诱发因素之后，一般都可很快恢复到正常水平。因此，一过性高血压实际上并不属于高血压的范畴。然而，专家们研究指出，这部分人群虽不属于真正的高血压，但已经表现出某些生理或病理的变化，如血管阻力趋于增高等。如果再有吸烟、肥胖、血脂增高或糖尿病等，患高血压的危险性明显增大，应积极采取预防高血压的措施，不可掉以轻心。

## 47. 什么是医源性高血压？

医源性高血压是指由于某些药物引起或者由于医生用药不当引起的高血压，又称为药源性高血压。可引起血压升高的药物有：

(1)口服避孕药、肾上腺皮质激素类药物以及某些抗肿瘤药物等。部分妇女服用避孕药数月或数年后可引起血压升高，停药后血压可恢复正常。

(2)某些抗精神失常类药物，如丙咪嗪、阿米替林、多塞平(多虑平)等可引起血压升高。

(3)器官移植患者应用免疫抑制剂环孢素可以引起血压升高。

(4)单胺氧化酶制剂如苯丙胺、麻黄碱(麻黄素)等可使血压升高。

(5)非类固醇类抗炎药如吲哚美辛(消炎痛)、保泰松等可抑制前列腺素 $E_2$ 对抗其扩张肾血管作用而使血压升高。

(6)血管收缩药物如麦角胺、毒扁豆碱等可使血压升高。

(7)生物制品如干扰素、红细胞生成素等也有血压升高的不良反应。服用上述药物时应注意监测血压，一旦发现血压升高，即应停药。高血压患者更应慎用此类药物。

## 48. 什么是恶性高血压？

恶性高血压是指高血压病情一开始即急剧进展，或者是在经过数年的缓慢过程之后突然迅速发展的情况，又称为“急进型高血压”。有 3%～4%的中度或重度高血压患者可发展为恶性高血压，其发病机制尚不清楚，其病理改变为细小动脉纤维样坏死或增殖性硬化，以肾脏的改变最为突出。这一类型的高血压多见于 40 岁以下的年轻人和中年人。临床表现为血压显著升高，常持续在 26.7/17.3 千帕(200/130 毫米汞柱)以上。病情进展迅速，常常在 1～2 年甚至数月内出现严重的心、脑、肾损害，患者容易发生心力衰竭、脑出血、肾功能衰竭或者眼底出血、渗出、视盘水肿、甚至暂时性失明等。此型高血压病情凶险，如不给予及时治疗，则预后不良，可死于肾功能衰竭、心力衰竭或脑出血。因此，应及早到医院去采取积极地治疗措施，以免发生严重后果。

## 49. 什么是高血压危象？

高血压危象是指在高血压病程中，由于某些因素使患者全身小动脉发生暂时性强烈痉挛，外周血管阻力增加，致使血压急剧升高，心率加快，舒张压可达 16.0 千帕(120 毫米汞柱)以上，患者可出现剧烈头痛、头晕、恶心呕吐、心悸气急、视力模糊、甚至出现心绞痛、急性肺水肿、急性肾功能衰竭或眼底出血及渗出等。

高血压危象常因强烈的精神刺激、情绪激动、过度劳累或治疗过程中突然停药等因素而诱发。应紧急进行救治。如能及时抢救处理，血压控制后病情可很快恢复。

## 50. 什么是高血压脑病?

高血压脑病是指在高血压病程中,由于某些因素使患者脑部的小动脉严重而持久地痉挛,血压急剧显著升高,过高的血压超过了脑血管的自身调节能力,使脑血管发生被动性或强制性扩张,脑部血液循环发生急性障碍,导致脑血管灌注过多,液体经血脑屏障渗出到血管周围的脑组织,而造成脑水肿和颅内压增高,引起一系列临床症状。除了血压急剧升高外,患者可有剧烈的头痛、头晕、恶心、喷射性呕吐、烦躁不安、意识模糊。更严重者还可发生全身抽搐甚至昏迷。应立即送医院紧急抢救处理。

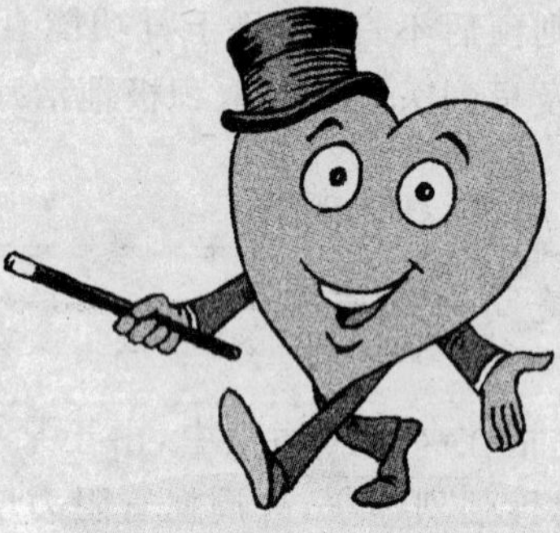

# 第5章 高血压的“帮凶”

## 51. 高血压的发病原因是什么？

关于高血压的确切病因目前尚未完全明了，但是高血压的发病与很多因素密切相关，其中最重要的有以下几个方面：

(1)遗传因素：高血压病长期被认为是一种多基因遗传性疾病。遗传基因是引起原发性高血压的一个重要因素，任何导致血压升高的环境因素都要在具有血压升高倾向的遗传基础上发生作用，有高血压家族史的人，其高血压发病率明显增高。父母患有高血压则子女发生高血压的概率达 40%。

(2)高盐饮食：研究表明，盐的摄入量与高血压的发病有着密切的关系。我国北方居民口味偏咸，日均摄盐量较多，在13～14 克以上；而南方居民口味偏淡，日均摄盐量较北方人少，为 8～9 克。这是我国高血压发病率北方高于南方的一个重要原因。日本北海道居民习惯食用大量盐腌制品，日均摄盐量达 20 克，而这一地区的高血压患病率高达 40%。

(3)超重和肥胖：各人群血压的流行病学研究均表明，血压与体重之间、高血压与肥胖之间有显著相关性。超重和肥胖的高血压患者减轻体重后会出现血压下降，这已是非常肯定和明确的了。

(4)饮酒:大量研究表明,酒精是高血压的一个独立危险因素。也就是说,单纯的长期大量饮酒足以引发高血压。

(5)种族因素:许多研究表明,非洲籍黑种人高血压较生活在相似环境中的白种人常见。我国杂居于全国各地的回民高血压发病率偏高,而生活在边远地区的彝族、苗族高血压发病率较低。这可能与当地的生活环境、饮食习惯、社会文化及心理状态等因素的影响有关。

(6)精神心理因素:工作繁忙、精神紧张、心理负担过重、生活无正常规律、休息和睡眠不足等环境因素与高血压的发病有一定的关系。

## 52. 高血压与遗传有关系吗?

有关系。国内外的研究普遍认为,高血压有极强的遗传倾向,如父母是高血压病患者,其子女患高血压的发生率比父母血压正常者的子女高 2 倍。据报道,100 个双亲高血压的子女,其高血压发生率为 45%,而 100 个双亲血压正常的子女,其高血压发生率仅为 3%。这同时说明,不是所有双亲高血压患者的子女都会发生高血压,双亲血压正常者的子女也不一定不发生高血压。因为遗传虽然是一个重要因素,但遗传因素只有与环境因素相互作用才会导致血压的升高。在同一环境中,也不是所有的人都会患高血压,只有部分"高血压素质"的人才会在环境因素作用下发生高血压。



## 53. 高血压与多吃盐有关系吗?

有关系。膳食高盐是中国人群高血压发病的重要危险因素。食盐的主要成分是氯化钠。虽然人们日常饮食中离不开盐,但人体对钠盐的生理需要量是很少的。成人每日摄钠 1～2 克足以满足生理需要。若摄入过多的钠盐可造成体内水钠潴留,导致血管平滑肌水肿,管腔变细,血管阻力增加,从而使血压升高。研究表明,盐的摄入量越多,血压水平越高。

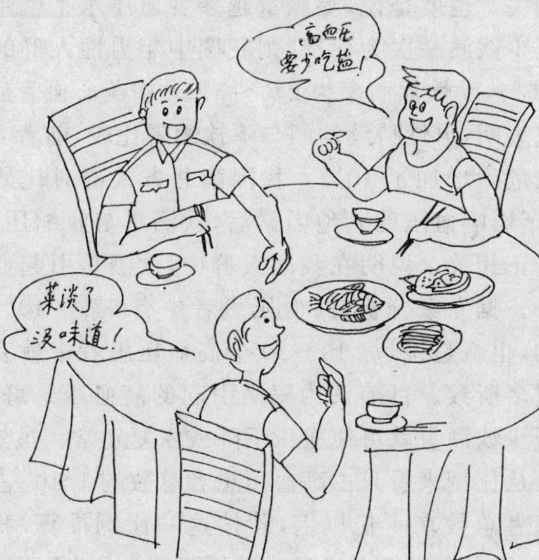


那么,在日常饮食条件下,是否每个人吃盐多了都会得高血压呢?研究结果并非如此。在人群中,大约有 20%的人吃盐多了会得高血压,这部分人在医学上称之为“盐敏感”患者。而大部分人饮食稍咸一点并不会得高血压,即对盐不敏感。但目前在正常人群中尚无法区分盐敏感与不敏感患者,因此,从预防高血压的角度来讲,在所有人群中均应提倡低盐饮食。

对于已患高血压的患者,低盐饮食是其基础治疗方法之一,可起到很好的降压作用。一个人每日食盐的摄入量应小于 6 克(1 小匙),世界卫生组织的建议则把每人每天吃盐的量进一步控制在 5 克以内。

## 54. 高血压与饮酒有关系吗?

有关系。研究证明,大量饮酒可引起高血压,饮酒量与血压水平呈正相关。也就是说,喝酒量越多者血压水平就越高。如果以每周至少饮酒一次为标准,则我国中年男性人群的饮酒率为 30%~66%,女性饮酒率为 2%~7%。中美心血管病流行病学合作研究表明,男性持续饮酒与不饮酒者比较,前者 4 年内发生高血压的危险增加了 40%。我国南北方人群对比研究也发现,在控制了影响血压的其他因素后,饮酒量与收缩压、舒张压均呈显著的正相关。说明在我国人群中,饮酒是引起血压升高的原因之一。据专家分析,高血压患者中有 5%~10%是由于喝酒引起的,也就是说,每 10~20 个高血压患者中就有 1 人是由于喝酒过多所致。目前认为喝酒引起的高血压是可逆的,只须戒酒或减少饮酒量就可使血压下降或恢复正常。虽然喝酒引起的高血压从比例来看只占高血压患者总数的 1/10 左右,但我国高血压患者总数在 1 亿以上,若按这一比例推算,我国约有 1 000万以上的高血压患者通过戒酒可降低血压,而不需要服药或减少服药量。

以上所说的都是指经常饮酒者,那么偶尔饮酒是否会引起高血压呢?从目前的研究结果来看,偶尔饮酒或每天少量饮酒者的血压水平与不饮酒者相似。也就是说,少量饮酒不增加高血压的发病率。从这一点来看,少量饮酒是无害的。尤其喝少量红葡萄酒还颇有益处。但是由于喝酒易成瘾,往往是越喝越多,不能自制,因此,还是以不喝为宜。总之,饮酒引发的高血压患者应严格戒酒,正常人也应少喝或不喝酒。有人把酒比作是一把双刃剑,"少量的酒是健康之友,大量的酒成为罪魁祸首。"

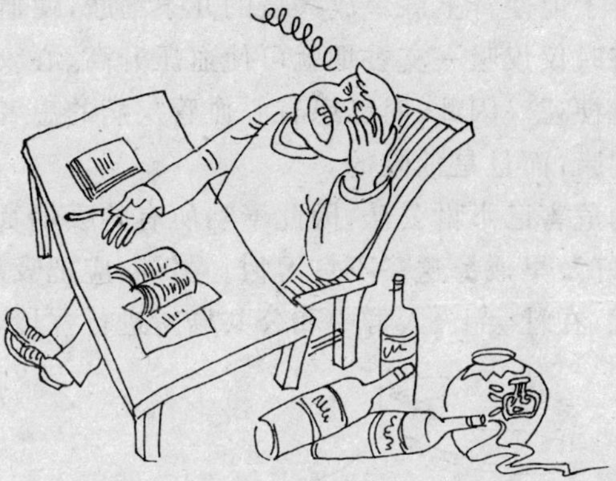

## 55. 高血压与吸烟有关系吗?

有关系。吸烟对于高血压的影响是显而易见的。据报道,美国一医疗机构对30～40岁年龄组4万余名吸烟者和不吸烟者进行长达11年的跟踪观察,结果证明,吸烟者中高血压的发病率比不吸烟者高25倍。动物实验也证明,让兔子吸入烟雾2分钟,可发现兔子血管收缩,血流中断,当停止吸入烟雾后,血管又渐渐恢复正常。研究资料还证明,有吸烟习惯的高血压患者,由于对降压药物变得不敏感,以致于降压治疗不易获得满意的疗效。有些高血压患者虽然自己不吸烟,但由于他人吸烟,使自己处于烟雾环境之中,成为被动吸烟者,亦对病情不利。

烟草中的主要有害物质尼古丁是一种剧毒物质,能使心率加快,血管收缩,血压升高。吸一支普通的香烟可使收缩压升高1.33～3.3千帕(10～25毫米汞柱)。长期大量的吸烟,也就是每日吸30～40支,可引起小动脉的持续收缩。长此下去,小动脉壁的平滑肌变性,血管内壁变厚,发生小动脉硬化。另外,烟草中的尼古丁促使肾上腺释放大量的儿茶酚胺，使血管收缩，血压升高。有时仅仅吸一支香烟就可使血压升高、心绞痛发作，甚至发生心肌梗死。因此，对已患有心血管疾病的患者来说，吸烟不仅有害健康，而且是危险的。

吸烟的危害已举世公认，因此奉劝所有的吸烟者，尤其是中青年人，最好及早戒掉这一不良习惯。另外，应把吸烟作为有害的生活方式，在社会上、人群中和公共场所进行宣传，禁止吸烟。

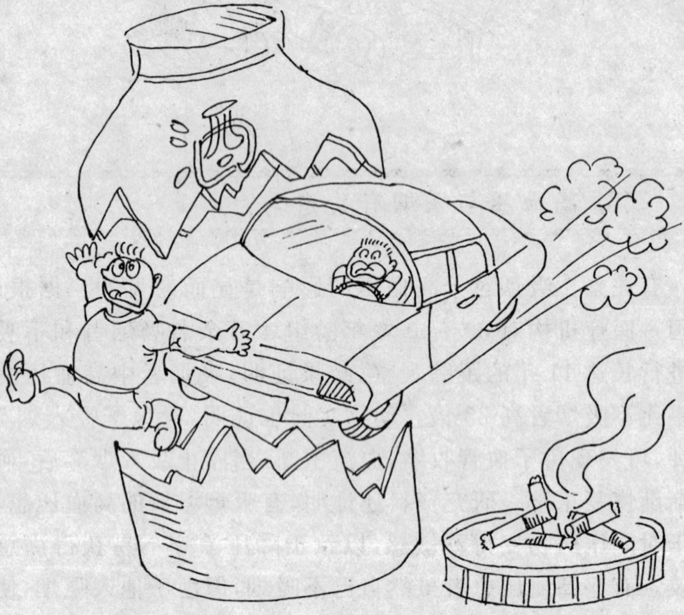




## 56. 高血压与缺钙有关系吗？

有关系。近年来，大量的资料表明，人体摄入钙的量与高血压发病有密切的关系。饮食中钙的摄入量越多，其血压水平越低，发生高血压的危险性也越低；而饮食中含钙量少者，血压水平较高。调查发现，每日摄入 300 毫克钙者的血压要比每日摄入 800 毫克钙者的血压高 0.67～4.00 千帕(5～30 毫米汞柱)。有学者研究，把每日摄入 400～500 毫克钙增加到 1 000 毫克，可使 30%左右的高血压患者收到明显的降压效果。一个人如能保证每天摄入 800 毫克钙，则有预防发生高血压的效果。因此，有部分学者主张推广补钙法预防高血压。一般老年人对钙的吸收能力明显降低，因而缺钙，这就是老年人容易发生骨质疏松及骨折的原因，也是老年人易患高血压的原因之一。因此，高血压患者，尤其是老年高血压患者应重视钙的摄入，防止缺钙。

日常生活中含钙的食物很多。如牛奶、虾皮、海带、鱼类、蛋类、豆制品、骨头汤等都是含钙量高的食品。尤其是牛奶及其制品是补钙的理想食品，但应尽量用低脂或脱脂奶制品，以防饱和脂肪酸摄入过多，增加动脉硬化的危险。目前市场上有许多口服补钙制剂，可酌情选用。但应当指出，补钙的降压作用是有限的。它只能作为高血压防治和保健的辅助方法，而绝不能代替降压药物的治疗。而且，不适当地过多补钙还可能增加患肾结石的危险。

## 57. 高血压与高脂肪饮食有关系吗？

近年来的研究资料发现，人们膳食中的脂肪含量以及脂肪中多不饱和脂肪酸所占的比例对血压有影响。动物实验表明，给患高血压的大鼠喂饲多不饱和脂肪酸含量高的饲料可以降低血压。国际上的研究也发现，膳食中脂肪酸的含量及其组成不仅影响血清脂质，而且对血压也有明显的影响。减少膳食中的饱和脂肪酸，增加多不饱和脂肪酸，可使血压正常者和轻型高血压患者的血压水平显著下降。我国的研究发现，人体中血清脂质的水平与血压呈正相关，即血脂高者血压水平往往也高。另外还发现，浙江舟山地区的渔民血压水平较低。渔民的膳食以鱼类为主，鱼类富含长链多不饱和脂肪酸，这可能是渔民血压水平较低的一个原因。

由此可见，高脂肪饮食，尤其是饱和脂肪酸含量高的饮食可引起血压升高。因此，膳食中应少吃脂肪，尤其应少吃或不吃含饱和脂肪酸高的动物脂肪，尽可能食用含多不饱和脂肪酸高的植物油及鱼类。

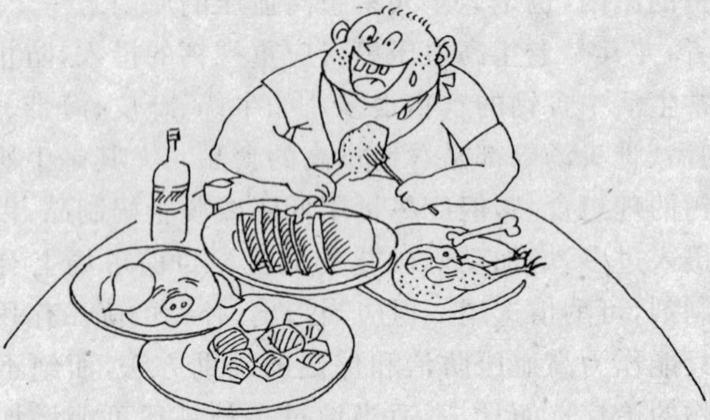

## 58. 高血压与肥胖有关系吗?

有关系。俗话说："腰带越长寿命越短"。许多研究一致证明，超重和肥胖是血压升高的重要危险因素，即愈胖的人愈易患高血压。体重与血压呈显著的正相关。体重超过正常标准的10%为超重，超过正常标准的20%为肥胖。此外，目前最常用的与高血压有关的体重指标是体重指数，其计算公式是：体重指数＝体重(千克)/身高×身高(米$^2$)。正常值为20～23，≥24即为超重，≥27为肥胖。据调查，中国人群平均体重指数，中年男性为21～24.5，中年女性为21～25。人群体重指数的差别对人群的血压水平和高血压患病率有显著影响。例如我国人群体重指数北方高于南方，而人群血压水平和高血压患病率同样是北方高于南方，南北地区差异很大。人群体重指数的高低与高血压患病率的高低相一致。研究表明，人群体重指数每增加1，5年内发生高血压的危险增加9%。中美心血管病流行病学合作研究显示，体重指数每增加3，4年内发生高血压的危险，女性增加57%，男性增加50%，表明中国人群的体重指数虽然低于西方人群，但超重和肥胖仍然是高血压发病的一个重要危险因素。近10余年来，我国人群的体重指数以及肥胖、超重率正在激增，增加速度超过西方国家的速度，而且有进一步加速的趋势，已经成为亟待控制的公共卫生问题。据报道，20世纪80年代以来，我国成年人超重比例为20%～30%。从分布情况看，我国北方城乡成年人平均超重率为24%，而南方为18%；城市居民平均超重率为25%，而农村为12%～18%；大城市居民超重率达35%～40%。此外，目前在一些大城市，由于儿童饮食习惯不适当，造成肥胖儿增多，这对于高血压的预防来说都是一些值得注意的问题。

## 59. 高血压与少活动有关系吗？

有关系。缺少体力活动或运动是造成身体肥胖、胰岛素抵抗和脂代谢紊乱的重要原因之一，也是导致高血压和冠心病的重要因素。

缺乏经常性体力活动或运动的人，心血管系统的功能低下。研究资料表明，生活方式久坐不动的人群比经常参加体力活动的同龄对照组发生高血压的危险增加了20%～50%；而对一组老年高血压患者与老年血压正常者近20年的回顾性调查结果

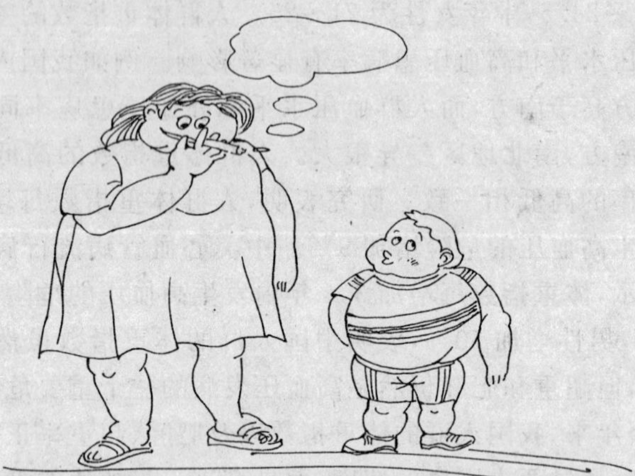

显示，高血压组体力活动或运动明显少于血压正常组。研究还表明，缺少体力活动或运动可增加高血压患者发生其他心血管病的危险。我国北京和广州两市郊区农民的随访研究表明，从田间劳动转向乡镇企业者或非农业劳动者与持续从事田间劳动者相比，前者体重指数显著增高，发生心血管病的危险也显著增加。近10余年来，随着国家现代化的进程，我国城市和郊区人群的体力活动显著减少，缺少体力活动者在人群中所占的比例显著增加，这也是目前我国高血压及其他心血管疾病发病率较前增高的原因之一。而坚持体力活动或有规律的体育运动对防治高血压和其他心血管疾病非常有益。

## 60. 为什么中老年人易患高血压？



调查显示，高血压的发病率有随年龄增长而增高的趋势。有资料表明，在所有高血压患者中，40岁以下者仅占10%左右，而40岁以上的中老年人约占高血压患者总数的90%。由此可见，人到中年以后患高血压的概率大大地增加了。其原因可能

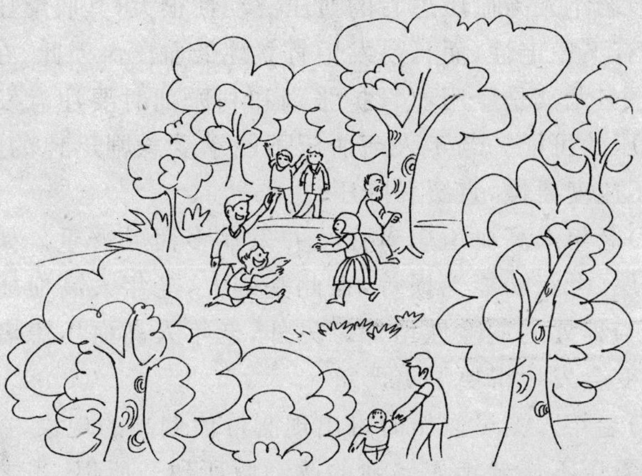

是随着年龄的增长、生活阅历的增加，中老年人所经受的促使血压升高的各种因素也同时累积和叠加。如吃盐过多、饮酒和吸烟增加、体力活动和运动减少、身体超重和肥胖以及动脉硬化的形成等多种因素，作用在具有遗传基因的个体上，就很容易发生高血压。女性的高血压还经常发生在更年期，这也提示高血压随着年龄的增长而增加的现象，既有内在生理变化的因素参与，又与外界环境因素经年累月的长期作用有关。

## 61. 老年人高血压有什么特点？

(1)老年人多见单纯性收缩期高血压，而且对心、脑、肾等重要脏器和血管有重要影响，是危害老年人的健康和影响老年人生活质量的重要因素。据美国弗雷明汉研究，老年人收缩压随年龄的增长而增高，舒张压则相对稳定或略下降。老年人高血压症状少，进展慢，易被忽视。多数患者都是因为发生了脑卒中或心血管疾病才就诊的。而老年人高血压通过降压治疗可使心血管疾病的发病率及病死率下降20%～50%。

(2)老年人高血压患者的血压波动性很大,其收缩压比舒张压更具有不稳定性,而且易发生直立性低血压。因此,在降压治疗过程中,尤其是应用血管扩张剂和利尿剂时要注意发生直立性低血压的可能。老年人高血压不能承受急剧迅速的降压,因此,降压速度要慢,宜缓和降压。

(3)老年人高血压患者往往并发症多而且严重。如并发左心室肥厚、舒张功能受损等,在此基础上,老年人高血压并发心力衰竭与猝死的危险性增加。另外,老年人高血压患者肾脏功能的改变会发生得更早更严重。

(4)老年人测量血压时可出现测量值偏高的现象,这是由于测压气囊压不住老年人僵硬的肱动脉所致。所以,当老年人周围动脉变硬,血压很高而又无明显的高血压视网膜病变或心肌肥厚等靶器官损害时,应考虑假性高血压的可能。这类患者不耐受降压治疗,服用降压药反而会出现严重症状或并发症。故此类患者不宜匆忙降压,应仔细观察,慎重处理。

## 62. 为什么妇女更年期血压会升高?

妇女进入更年期后,一般卵巢功能逐渐减退,雌性激素和孕激素分泌减少,而垂体分泌的促甲状腺激素增多,以及肾上腺髓质的功能亢进,又可使儿茶酚胺分泌增多。更年期发生的这些内分泌功能的紊乱,均能导致血压的升高。除此之外,患者还可有心慌、易出汗、情绪不稳定、睡眠不佳等症状。更年期发生的高血压多为轻度血压升高,而且以收缩压升高为主。在闭经后一段时间之后,血压会逐渐恢复正常,这是一种生理性的变化。更年期的血压升高对心、脑、肾等靶器官的损害较轻。随着闭经后一段时间的体内调节,更年期的症状也会逐渐消失。因此,一般不需要特殊治疗。症状明显者可口服一些镇静剂或调节自主神经功能的药物。

## 63. 为什么少年儿童也会患高血压?

我国广东省心血管病研究所对3 826名4～14岁的农村少年儿童进行血压调查,发现高血压的发病率为0.86%,这提示在我国少年儿童中高血压的发病情况应引起重视。研究认为,引起少年儿童高血压的主要原因有以下几个方面:

(1)儿童少年中所患的高血压绝大部分是继发性高血压,而原发性高血压者很少。引起儿童少年继发性高血压的最常见的疾病是肾脏疾病,如急性或慢性肾炎。

(2)由于人民生活水平的普遍提高,儿童中由于营养过剩而导致的肥胖儿也较前明显增多,少年儿童的肥胖者与成年人一样,易患高血压和心脏血管疾病。

(3)由于社会竞争激烈,升学对少年儿童来说像一道道关口。于是,学习高度紧张,作业负担沉重,休息睡眠减少,使少年儿童的身心长期处于高度紧张的状态,如果再有其他相关因素(如遗传等)存在,则容易诱发高血压。

据对北京、上海两市的8个地区共2万余名儿童、青少年人群的调查,初步提出少年儿童高血压的主要危险因素有3个:一是高血压家族史;二是高盐饮食;三是肥胖。

## 64. 为什么孕妇血压容易升高?



一部分妇女怀孕后血压往往会升高,其原因主要是由于妇女在怀孕后,体内的血液总量增加。一般怀孕3个月后孕妇体内的血液量可增加30%左右,使心脏负担加重,血压升高。同时,怀孕后人体的内分泌功能活跃,肾上腺皮质激素、血管升压素以及性激素分泌增多，引起水钠潴留，导致血压升高。

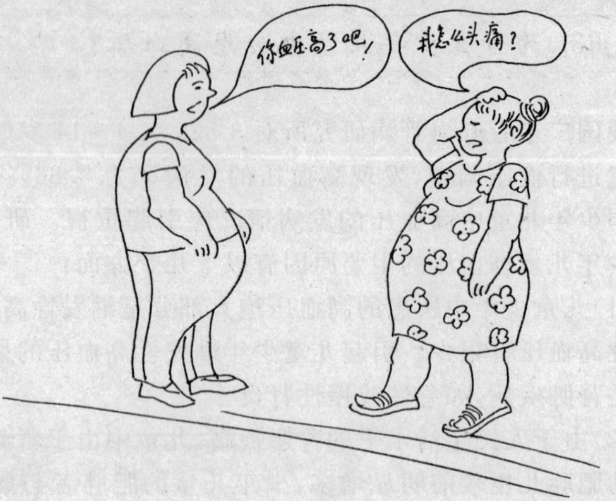


## 65. 高血压与社会、心理因素有关系吗？

有关系。长期从事工作繁忙紧张、注意力高度集中而体力活动较少、以脑力劳动为主的职业，其高血压的患病率相对较高。经常性的精神紧张、情绪激动，如焦虑、恐惧、愤怒、抑郁等，均能引起血压升高。其发生的机制可能是由于大脑皮质及血管运动中枢兴奋性增高、儿茶酚胺释放增多，并激活了肾素-血管紧张素-醛固酮系统，使血管收缩及水钠潴留而引起血压升高。此外，性格特征与高血压的发病也有着密切地联系。在激烈竞争的情况下，A 型性格较 B 型性格者的血压和血浆肾素活性有明显的升高。经常处于激动和生气的人，其血液中的去甲肾上腺素水平比正常人高出 30%以上，这些都说明社会、心理因素对高血压的发病起着不可忽视的作用。

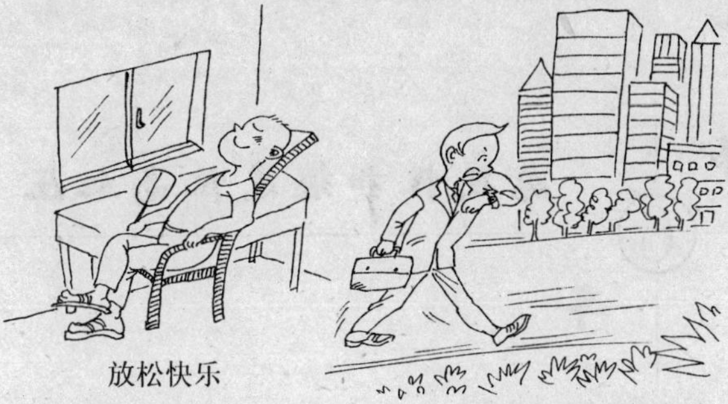

放松快乐

工作紧张

## 66. 肾脏在高血压的发病中起什么作用?

肾脏是调节血压的重要器官。肾脏通过调节水和盐的代谢,维持肌体的血容量稳定。肾脏还能产生肾素,通过血管紧张素原的激活,使之转化为血管紧张素Ⅰ,再经转换酶水解成血管紧张素Ⅱ,后者即具有强烈的血管收缩作用,并可刺激醛固酮分泌增多,从而调节血压和水盐代谢。当肾脏发生病变时,其调节血压的功能将发生障碍,导致血压升高,临床上称为肾性高血压,如急性或慢性肾小球肾炎,肾动脉狭窄亦可导致高血压。与此同时,当血压升高时,肾脏本身又是被高血压损伤的重要靶器官之一,肾脏的受损又反过来影响血压的调节,使血压进一步升高,如此形成恶性循环。

# 第⑥章 原发性和继发性高血压

## 67. 什么是原发性高血压?

原发性高血压是指排除目前已知能引起血压升高的其他疾病之后,仍找不到原因的一组高血压。也可以说,它是一种目前尚不能完全弄清楚发病原因的血压升高,又称为高血压病。原发性高血压占全部高血压患者的90%以上,这类高血压患者大多有遗传因素,往往存在着家族聚集性。如果双亲是高血压患者,其子女患高血压的概率是双亲血压正常者的5倍。原发性高血压又可分为缓进型和急进型,临床上95%以上的原发性高血压属于缓进型,急进型只占1%~5%。原发性高血压至今尚无有效的根治方法,但经积极地综合治疗,认真服药,原发性高血压是可以得到控制的,并可避免或减少高血压对心、脑、肾等靶器官的损害。



## 68. 原发性高血压有哪些临床表现?

原发性高血压,亦即高血压病,起病缓慢,早期多无明显的症状,一般在40~50岁偶于体格检查时发现血压升高,可有头晕、头痛、眼花、耳鸣、失眠、乏力等症状。有时可有心前区不适，甚至有心绞痛，或因早搏而感到心慌、心悸。症状的轻重与血压升高的程度未必一致。体格检查时，可听到主动脉瓣区第二音增强、亢进，以及主动脉瓣区收缩早期的喷射音。高血压持续时间长时，可有左心室肥厚的征象。

随着高血压病程的进展，以及血压持久性的升高，可以发生心、脑、肾等靶器官受损的表现，在我国则以心脑血管并发症最为常见，如脑卒中、心肌梗死、心力衰竭等。我国脑卒中（脑出血、脑梗死）的年发病率为 120～180/10 万人，是心肌梗死的 5 倍左右。眼底的改变可以反映高血压的严重程度，一般将眼底的变化分为 4 级：Ⅰ级，视网膜动脉变细；Ⅱ级，视网膜动脉狭窄，有动、静脉交叉压迹；Ⅲ级，眼底出血或呈棉絮状渗出；Ⅳ级，眼底出血或渗出物，伴有视盘水肿。

## 69. 什么是继发性高血压？

继发性高血压是指能找到引起血压升高的原发疾病，如肾小球肾炎、肾动脉狭窄或其他肾脏疾病及主动脉缩窄、多发性大动脉炎、肾上腺皮质功能亢进症、嗜铬细胞瘤、原发性醛固酮增多症、妊娠高血压综合征、颅脑病变等。血压增高只是原发疾病的一个临床表现，所以，又称为症状性高血压。继发性高血压占所有高血压的 1%～5%。对于确诊的高血压患者，必须仔细询问病史，认真进行体格检查，尤其不要忽略上、下肢动脉搏动情况，注意上、下肢血压的测量以及胸腹部听诊等，有针对性地进行化验检查及其他辅助检查。特别是对于 30 岁以前发病、无高血压家族史的青少年高血压患者，经降压药治疗血压不降，要着重考虑继发性高血压的可能性，应积极寻找引起高血压的原发疾病，及早明确诊断，可以提高治愈率或防止病情发展。不少继发性高血压，如原发性醛固酮增多症、嗜铬细胞瘤、肾血管性高血压、肾素分泌瘤等，可以通过手术或其他方法得到根治，或使病情明显改善。例如单侧或双侧肾动脉狭窄引起的肾血管性高血压，采用血管重建术、自体肾移植术或肾切除术（如为单侧肾动脉狭窄者）等外科手术，或采用经皮肾动脉成形术（导管扩张术）治疗，即可得到根治。

## 70. 继发性高血压常由哪些疾病引起？

能引起继发性高血压的常见疾病有：肾脏疾病，如急性或慢性肾小球肾炎或肾盂肾炎；肾血管性疾病，如肾动脉狭窄；内分泌疾病，包括嗜铬细胞瘤、原发性醛固酮增多症、皮质醇增多症、甲状腺功能亢进等。尚有多发性大动脉炎、腹主动脉狭窄，主动脉缩窄等疾病均可引起高血压。此外，某些药物也可以引起高血压，例如：肾上腺皮质激素（强的松、地塞米松等）是临床上经常用来治疗肾脏疾病、支气管哮喘等免疫性疾病的药物，这类药物易在体内产生水钠潴留，引起血压升高；某些避孕药及某些治疗溃疡病的药物如甘柏酸钠等均可引起血压升高；脏器移植患者应用免疫抑制剂环孢素常常可以引起高血压。其机制不明；服用单胺氧化酶抑制剂、摄入含有大量酪胺的奶酪及服用拟交感胺类药物等均可引起高血压。

## 71. 继发性高血压的病因

继发性高血压的病因（表 6-1）。

表 6-1　继发性高血压的病因

| | |
|---|---|
| 1. 肾 | 颅内压增高 |
| 肾小球性肾炎 | 脑干感染 |
| 肾盂肾炎 | 4. 动脉 |
| 胶原组织病 | 肾动脉狭窄 |
| 糖尿病 | 主动脉缩窄 |
| 先天性病变(多囊肾) | 多发性大动脉炎 |
| 2. 肾上腺 | 5. 其他 |
| 原发性醛固酮增多症 | 避孕药、甘草 |
| 嗜铬细胞瘤 | 拟交感神经药 |
| 皮质醇增多症 | 子痫 |
| 肾上腺性变态综合征 | 红细胞增多症 |
| 3. 中枢神经系统 | 肢端肥大症 |
| 脑肿瘤 | 高血钙 |

## 72. 醛固酮增多症引起的高血压有什么特点?

由于体内醛固酮增多而引起的高血压,常常伴有肌肉无力或肌肉麻痹,以双下肢最多见,严重者可影响四肢或颈背部肌肉,甚至引起吞咽困难或呼吸困难。实验室检查显示:尿排钾量增多,而血液中的钾则比正常减少;血中醛固酮的浓度增高,而尿中排泄醛固酮的量也高于正常;心电图出现低血钾变化。如果醛固酮增多是由于肾上腺皮质增生或肿瘤引起,则通过肾上腺 CT 扫描或超声检查、肾上腺静脉造影及肾上腺同位素显像等技术,均可定位确诊并进行手术治疗。如果是其他病变或药物引起的醛固酮增多，则治疗应以去除病因及使用拮抗醛固酮作用的药物为原则。

## 73. 皮质醇增多症引起的高血压有什么特点？

皮质醇增多症患者绝大部分都有持续性的高血压。这种病的主要特征是向心性肥胖（主要是躯干部位肥胖），满月脸、水牛背、悬垂腹、而四肢相对细小。多在腹部、大腿外侧及臀部可见紫纹。患者可有性功能改变，女性可有月经紊乱、多毛、痤疮等，男性可有性欲减退、阳萎、腰背酸痛，甚至腰椎压缩性骨折、皮肤色素沉着及神经精神症状等。实验室检查显示：血中及尿中的游离皮质醇均增多。尿中的17-羟皮质类固醇排泄量增多者可有低血钾、碱中毒。地塞米松抑制试验可用于鉴别皮质醇增多是来源于肾上腺增生还是肾上腺肿瘤；血浆 ACTH 测定也可鉴别皮质醇增多的原因；肾上腺的 X 线、CT 及核素显像等诊断技术可进行定位诊断。治疗方法可采用手术、放疗及药物治疗。

## 74. 嗜铬细胞瘤引起的高血压有什么特点？

嗜铬细胞瘤引起的高血压有阵发性与持续性 2 种类型：

（1）阵发性高血压：此型平时血压不高，但发作时血压急剧升高，可达 26.7～40.0/17.3～24.0 千帕（200～300/130～180 毫米汞柱），伴有剧烈头痛、恶性呕吐、面色苍白、大汗淋漓、视物模糊、焦虑、恐惧、心动过速、心前区及上腹部紧迫感。发作时间最短者仅数秒钟，一般情况下持续数分钟，长者可达 1～2 小时，偶尔可达 24 小时以上。其中一部分患者可以发展为持续性高血压伴阵发性加剧。

(2)持续性高血压：此型患者血压持续增高，同时伴有怕热、盗汗、头痛、心慌、焦虑不安等。患者血压波动较大，可以骤然升高也可骤然降低，站立时可发生直立性低血压。如果上述情况见于儿童或青少年，则更应想到此病的可能。

## 75. 肾炎引起的高血压有什么特点？

急、慢性肾小球肾炎及肾盂肾炎等肾实质性疾病是引起继发性高血压的最常见病因。80%～90%的终末期肾病患者有高血压。

急性肾小球肾炎引起的高血压多见于儿童及青少年，5～20岁最多见。常继发于上呼吸道感染、扁桃体炎之后1～2周。主要的病理改变是双肾弥漫性肾小球病变。临床表现为血压升高，伴有水肿、蛋白尿、血尿。在轻症肾炎及儿童患者中，以收缩压升高为主，成年人的肾炎，收缩压及舒张压均可升高，血压升高的程度多为中度。急性肾炎患者的高血压多与水肿、蛋白尿同时出现，水肿消退后，血压也随之下降。

慢性肾小球肾炎及肾盂肾炎亦可引起高血压，而且高血压的发生率与肾功能损害的程度呈正比。发病初期一般血压正常或血压增高的程度较轻，当肾功能损害进一步加重时，高血压的发生率及血压的水平亦随之增高。同时，血压的增高又进一步导致肾功能的损害，如此互为因果，形成恶性循环。因此，应予积极地治疗。



## 76. 肾动脉狭窄引起的高血压有什么特点？

肾动脉狭窄性高血压是指单侧或双侧肾动脉主干或分支狭窄引起的高血压，这在继发性高血压中是较常见的一种。关于肾动脉狭窄的病因，国内外报道不同：西方发达国家以动脉粥样硬化最常见，占所有病例的65%左右；其次为肾动脉纤维肌性发育不良，约占35%。而在我国则以大动脉炎最为常见，占70%；纤维肌性发育不良约占20%；而动脉粥样硬化仅占5%。由于上述病因不同，在我国肾动脉狭窄性高血压患者多为中青年女性。肾动脉狭窄使肾血流量减少，引起肾脏缺血，肾素分泌增加，肾素活性和血管紧张素Ⅱ浓度增高，导致血压升高。临床上常表现为血压升高而且不易为降压药控制。约40%的患者上腹部或背部可听到血管杂音，可伴有大动脉炎的其他体征。肾动脉造影可明确诊断。本病的治疗，以往以手术治疗为主，包括肾切除术、血管重建术及自体肾移植术。近年来介入治疗迅速发展，采用经皮肾动脉气囊导管扩张成形术，此法操作简便、创伤小、痛苦小、疗效好，已成为本病首选的治疗方法。本病药物治疗效果不甚明显，血管紧张素转换酶抑制剂可有一定降压效果，但有可能使肾小球滤过率进一步降低，导致肾功能恶化，不宜应用。

## 77. 大动脉炎引起的高血压有什么特点？

所谓大动脉炎并不是人体内大动脉血管的真正的感染性炎症，而是主动脉及其分支或肺动脉的慢性非特异性炎性病变，其病因尚不完全清楚，多认为与免疫有关。它可以引起不同部位血管的狭窄或闭塞，常为多处动脉血管的病变，人体内最大的动脉即主动脉的任何部分均可被侵犯。本病女性患者比男性多见，在亚洲青年妇女中更为常见。40岁以后发病者较少。根据其病变发生的部位不同，临床上可分为头臂动脉型、主动脉-肾动脉型、混合型及肺动脉型。本病早期一般没有特异的症状，但数月后病情进展明显。以上各型引起的血压特点及其他临床表现分别叙述如下。

头臂动脉型大动脉炎又称主动脉弓综合征。可因颈动脉或椎动脉的狭窄和闭塞引起脑部缺血，出现头痛、头晕、眩晕、视力减退、眼前黑矇甚至失明。约半数患者于颈部可听到血管杂音。锁骨下动脉的狭窄或闭塞可使上肢缺血，出现单侧或双侧上肢无力、发凉、酸痛、麻木甚至肌肉萎缩，上肢血压降低甚至测不出血压，桡动脉、肱动脉搏动减弱或消失，摸不到脉搏，又称为无脉症。

主动脉-肾动脉型大动脉炎的重要临床表现之一是血压升高，尤其舒张压升高明显，肾动脉狭窄越严重舒张压越高。若为单纯胸降主动脉狭窄，则上肢血压高，下肢血压低或测不出；约80％的主动脉-肾动脉型大动脉炎患者于腹部脐上用听诊器可听到高调的血管杂音。

混合型大动脉炎具有上述两种类型的特征，属多发性病变，多数患者病情较重。

本病合并肺动脉被侵犯者并不少见，上述三种类型均可合并肺动脉病变，尚未发现有单纯肺动脉病变者。

大动脉炎患者还可有血沉增快，贫血，血小板增多，高球蛋白血症等。慢性活动期常用皮质激素或免疫抑制剂、血管扩张剂或活血化瘀的中药等治疗。对于肾动脉狭窄型，以往常行肾脏切除术，现已改为肾血管重建术或可选择肾动脉球囊扩张术；胸、腹主动脉狭窄者可采用主动脉替换术、搭桥术等。但若病变累及颈动脉、椎动脉，则手术很困难。



## 78. 甲状腺功能亢进引起的高血压有何特点？

甲状腺功能亢进（简称甲亢）引起的高血压多见于老年患者，主要表现为收缩期高血压，常伴有心慌、乏力、多汗、手颤、消瘦、心动过速、腹泻以及实验室检查异常等。如能有效地治疗甲亢,则血压即可得到控制。对于甲亢患者,无论血压升高与否,都应采用β受体阻制剂治疗,以减慢心率,控制心动过速。

## 79. 神经系统疾病引起的高血压有什么特点?

能引起血压升高的神经系统疾病包括:脑炎、脑外伤、脑出血等引起颅内压升高的疾病以及颅内肿瘤等。颅内压增高可表现为剧烈的头痛、喷射性呕吐以及视盘水肿,严重者可以意识丧失、甚至昏迷。因此,神经系统疾病引起的高血压除血压增高外,还具有以下特点:

(1)头痛:为持续性头痛,伴有阵发性加重。常因咳嗽、大便等用力的动作时头痛加重。头痛多起始于前额及两颞部,向耳后及颈部扩展,疼痛剧烈时可伴有烦躁不安。

(2)呕吐:头痛剧烈时出现喷射性呕吐。

(3)视盘水肿:早期视野缩小,晚期可导致视物模糊,甚至失明。

(4)意识改变:患者可有胡言乱语,昏睡甚至昏迷。

## 80. 什么是妊娠期高血压?有哪些类型?

妇女在妊娠期患有高血压,均称为妊娠期高血压。妇女妊娠期所患的高血压有以下几种不同的类型。

(1)若妇女在怀孕前血压正常,怀孕中期开始血压升高,称为妊娠高血压综合征,简称妊高征。

(2)若患者在怀孕前就患有原发性高血压,怀孕期间仍血压升高者,称为慢性高血压合并妊娠。

(3)若患者怀孕前或怀孕期间血压升高的原因为急性或慢

性肾炎、肾盂肾炎，则分别称为急性或慢性肾炎合并妊娠及肾盂肾炎合并妊娠。

在以上这些妊娠高血压疾患中以妊高征最常见，故受到临床重视。我国妊高征科研协作组曾调查 370 万人群，发现妊高征平均发病率为 9.2%，其中轻度、中度妊高征、先兆子痫和子痫的发病率分别为 4.7%、2.6%、1.7%和 0.2%；而慢性高血压合并妊娠仅占 0.2%。现将常见的几种妊娠期高血压的鉴别要点列表如下（表 6-2）。

**表 6-2　常见几种妊娠高血压疾患的鉴别**

| 项　目 | 妊高征 | 慢性高血压合并妊娠 | 慢性肾炎合并妊娠 |
|---|---|---|---|
| 既往史 | 无高血压病史 | 有高血压病史 | 可有急慢性肾炎史 |
| 年龄及胎次 | 年轻初产妇多见 | 多见于年龄较大者 | 30 岁以下多见 |
| 发病时间 | 孕 20 周后 | 孕前残孕 20 周内 | 孕前或孕 20 周内 |
| 水肿 | 从足踝向上 | 无 | 自眼睑开始，显著水肿 |
| 血压升高 | 一般＜26.7/16.0 千帕（200/120 毫米汞柱） | 可＞26.7/16.0 千帕（200/120 毫米汞柱） | 依病情而定 |
| 眼底动脉 | 痉挛、视网膜水肿 | 变细、有压迹 | 硬化屈曲、有压迹、可有渗出 |
| 血液检查 | 尿酸增高 | 正常妊娠改变 | 低蛋白血症、高胆固醇和肾功能异常 |

（续 表）

| 项　目 | 妊高征 | 慢性高血压合并妊娠 | 慢性肾炎合并妊娠 |
|---|---|---|---|
| 尿常规 | 蛋白＋～卌，可有少量透明管型，严重时有红白细胞 | 一般正常 | 蛋白卌～卌，可有各种管型和大量红白细胞 |
| 产后6周复查 | 血压正常，尿蛋白阴性 | 血压仍高 | 血压仍高，蛋白尿仍存在 |

## 81. 什么是妊娠高血压综合征？有何特点？

妊娠高血压综合征（妊高征）是产科常见的并发症，简称妊高征。为妊娠晚期（妊娠20周至产后24小时）所特有的高血压疾病。根据全国妊高征协作组进行的流行病学调查，结果表明，我国妊高征患者中绝大多数为初产妇（占91.8%）；此外，多胎妊娠、从事强体力劳动或脑力劳动、体态矮胖者易发生妊高征；既往有贫血、高血压、慢性肾炎、糖尿病、甲状腺功能亢进等病史的孕妇中，妊高征的发生率明显增高。在气候严寒或酷暑而又湿度大、气压低的环境和地区易发生妊高征。有关妊高征的病因有很多学说，但其确切病因迄今仍未能完全明了。其发病机制为，妊高征患者子宫胎盘缺血、缺氧，肾素、血管紧张素等血管收缩物质增加，同时血管对血管收缩性物质的敏感度增强，导致全身小血管发生痉挛性收缩，外周循环阻力增加，使血压升高。

妊高征的主要临床表现为高血压、蛋白尿及水肿。患者血压明显升高，可达21.3/13.3千帕（160/100毫米汞柱）以上；尿蛋白定性检查，可持续为卌～卌；尿蛋白定量检查，24小时尿蛋白可≥5克；双下肢明显水肿，严重时可累及外阴部及腹部，常伴有腹水。根据其临床表现的程度可分为轻、中、重三度。重度妊高征病势发展急骤，常伴有剧烈头痛、胸闷、眼花、视物模糊、恶心呕吐等症状，称为先兆子痫。如果不及时处理，在此基础上继续发展，可有抽搐发作或伴有昏迷，则称为子痫。重度妊高征的严重并发症很多，如胎盘早剥、急性心力衰竭、急性肾功能衰竭、急性肺水肿、脑出血、弥散性血管内凝血（DIC）以及视网膜剥离等，是孕产妇和围生儿死亡的主要原因之一。

轻度或中度的慢性高血压，在整个妊娠过程中对母体的影响不明显，但血压升高对胎儿不利，可造成胎儿发育迟缓或死胎。因此，对血压正常的初产妇也应注意连续监测血压，一旦发现血压升高，应及时处理。降压药可选用甲基多巴、肼屈嗪（肼苯达嗪）、硝苯地平（心痛定）、哌唑嗪等。利尿药应慎用，只有在其他降压药不能控制时才考虑使用。在妊娠的早、中、晚期及产褥期都禁用血管紧张素转换抑制剂（如卡托普利、依那普利、洛汀新等）和血管紧张素Ⅱ受体拮抗剂。

## 82. 什么是慢性高血压合并妊娠？有何特点？

凡妇女怀孕前就已知患有高血压，怀孕期间仍血压升高者称为慢性高血压合并妊娠。若怀孕前血压情况不详，怀孕 20 周内发现有高血压者，一般亦可诊断为此病。但部分高血压患者怀孕期间血压不但不上升，反而下降，因此在孕期可被漏诊。慢性高血压合并妊娠者容易并发妊高征。诊断标准为血压上升 4.00/2.00 千帕（30/15 毫米汞柱），或出现蛋白尿。有人统计分析 1 298 例慢性高血压合并妊娠，发现其中并发妊高征者占 25.9%，明显高于正常孕妇妊高征的发生率。慢性高血压合并妊娠属于高危妊娠，若不及时处理，围生儿死亡率较高。

## 83. 什么是心脏手术围术期高血压?

心脏手术围术期体循环高血压发生率为5.3%～60%。在同一病种中,或不同病种和不同手术间的发生率差异比较大。据统计,冠状动脉旁路移植术(搭桥术)的发生率一般较高,可达到30%～60%,多发生于术后2～4小时内,是冠状动脉外科手术中最常见且严重的并发症。其次是主动脉缩窄修复术及动脉导管未闭结扎或切断缝合术。而心脏瓣膜替换术的发生率较低,非心脏大手术更低。围术期高血压的原因尚不十分清楚,可在手术前、手术中或手术后的任何时间发生,但多发生于术中、特别是术后的几小时内。尽管此时患者处于麻醉状态,或尚在应用人工呼吸机进行控制呼吸;或者患者麻醉已清醒,处于精神紧张状态。血压常突然上升,达160/100毫米汞柱,可不伴有任何临床征象。血压上升时脉搏不变慢,相反可轻度加快。胸腔引流量常增加,偶尔有室性早搏。中心静脉压,左心房压常保持正常范围。心排出量一般无变化,但外周血管阻力明显增高。此类高血压一旦出现,可以引起严重并发症,如心脏大血管吻合口出血、脑血管意外、心肌耗氧量增加和心内膜下心肌活性比率下降。若诊断和处理不及时,必然增加手术死亡率和致残率。

## 84. 烧伤引起的高血压有什么特点?



严重烧伤后高血压的发生率约占25%,其中大部分伤员伤前无高血压病史。这些患者一般在伤后2～3天就发生血压升高,严重者可发生高血压危象,尤其以儿童为多见。烧伤后高血压可维持2～3周,也有报道可延续2～3月之久。严重烧伤伴有高血压危象的患者可危及生命。同时，由于血压升高，手术出血较多，影响手术效果。因此，应引起重视，早期进行必要的治疗。

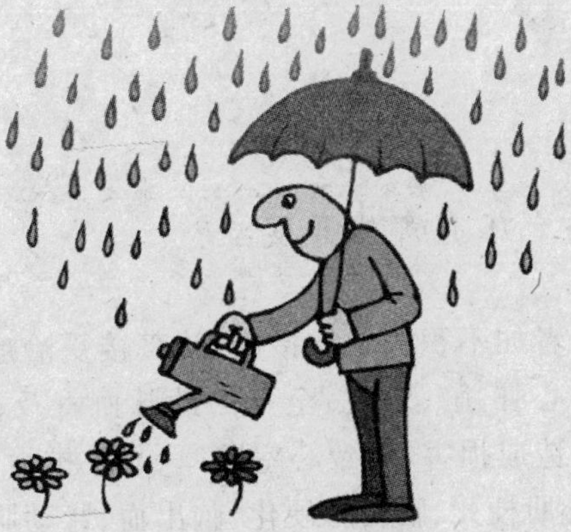

# 第⑦章 高血压的并发症及合并症

## 85. 高血压有哪些并发症?

高血压患者如不积极采取措施,认真接受治疗,病情发展到一定阶段可对心脏、脑、肾脏、全身的动脉血管及视网膜等重要的内脏和器官造成损害,导致心室肥厚、心脏扩大、心力衰竭、冠状动脉硬化、心肌梗死、脑动脉硬化、脑出血、肾动脉硬化、肾功能衰竭、视网膜病变及眼底出血等并发症,是高血压导致患者死亡的主要原因。高血压的并发症危害很大,应早期发现、早期治疗。

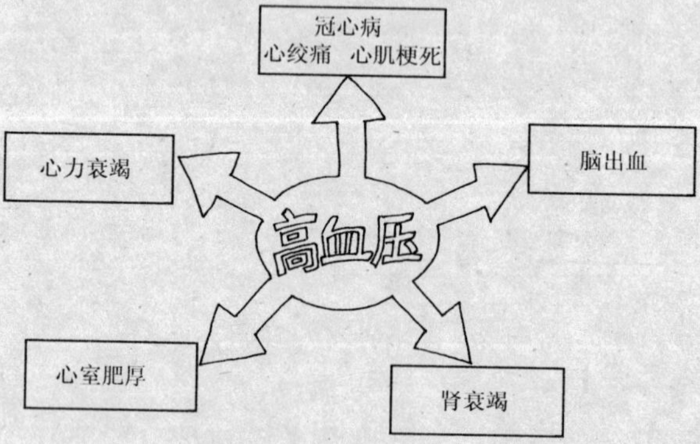

## 86. 高血压的并发症列表

高血压的并发症(表 7-1)：

**表 7-1　高血压的并发症**

| 受损的靶器官 | 与高血压本身有关的并发症 | 与加速动脉粥样硬化有关的并发症 |
|---|---|---|
| 心脏 | 心力衰竭 | 心绞痛、心肌梗死 |
| 脑 | 脑出血、脑病 | 短暂性脑缺血发作、脑血栓形成 |
| 肾 | 肾细小动脉硬化、肾功能衰竭 | 肾血管病(加重高血压) |
| 动脉血管 | 主动脉夹层血肿 | 阻塞性血管病 |

## 87. 长期高血压对心脏有什么影响?

长期血压升高往往累及心脏，使心脏的结构和功能发生改变。早期可使心肌肥厚，后期严重时可使心室腔扩大以致发生心力衰竭。患者可出现活动时呼吸困难或夜间阵发性呼吸困难，不能平卧、端坐呼吸，甚至发生肺水肿。另外，高血压与冠状动脉粥样硬化虽然发病机制不同，但流行病学研究已经证明，高血压是促发冠心病的一个主要病因因素，高血压患者冠心病的发病率比正常血压者高 2 倍。因此，长期的高血压，对心脏可产生直接的多方面的不利影响。

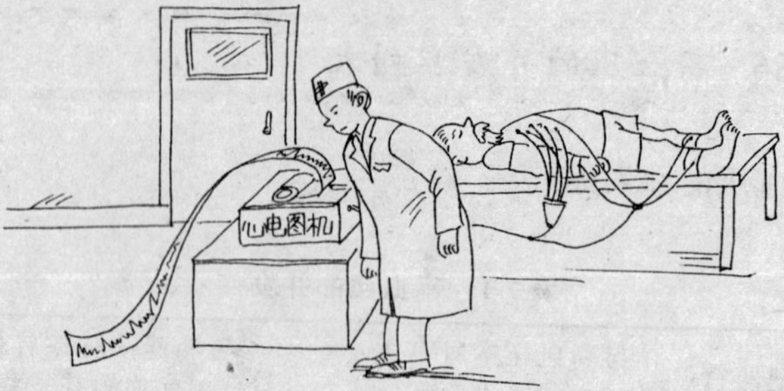


## 88. 血压越高发生心血管病的危险越大吗？

高血压患者血压升高的程度与心血管病的发病率相关。但心血管病危险不仅取决于血压水平的高低，还取决于同时存在的其他危险因素的数量和程度，而且在更大程度上取决于其他危险因素。例如：两名患者均为男性，血压水平同是19.5/12.0千帕(146/90毫米汞柱)，其中一名66岁，同时患有糖尿病，并有短暂性脑出血发作史；另一名42岁，但无糖尿病或其他心血管病史。两者相比，前者1年中发生主要心血管事件的危险大于后者20倍。与此相反，另两名男性患者年龄相同，其他危险因素的数量和程度也相似。但其中一名的血压水平为22.7/14.6千帕(170/109毫米汞柱)，另一名的血压为19.5/12.0千帕(146/90毫米汞柱)，两者相比，前者发生主要心血管病的危险高于后者2～3倍。因此在临床高血压患者的处理中，除积极控制过高的血压之外，其他危险因素(如高血脂、糖尿病、吸烟、肥胖)、靶器官损害及并存的临床情况的识别和相应的干预治疗也非常重要。

## 89. 高血压能引起心室肥厚吗?

是的,高血压能引起心室肥厚。高血压所引起的左心室肥厚可视为心脏对高血压所致的血流动力学负荷过重的一种代偿反应。高血压所致的左心室肥厚有 2 种类型:①向心性肥厚,即室间隔和左心室壁增厚而心室腔并未扩大。此时的心脏功能尚好。②离心性肥厚,除室间隔和心室壁增厚外,心室腔亦扩大。此时心脏已受到严重损害,心脏功能代偿不全,处于心力衰竭状态。

## 90. 心室肥厚都是高血压造成的吗?

人们注意到某些血压显著升高的患者并不一定出现心室肥厚(或称心肌肥厚),而所有的心室肥厚也不一定都是由于高血压造成的。除了高血压可造成心室肥厚以外,还有其他很多因素也能造成心室肥厚或能参与其致病过程。如去甲肾上腺素、血管紧张素Ⅱ除有升高血压的作用外,其本身也直接参与心肌肥厚的形成过程;其他一些血管活性物质如血管升压素(血管加压素)、内皮素、胰岛素样生长因子等也都是心肌肥厚的刺激物。此外,某些心脏瓣膜病、先天性心脏病、心肌病等所造成的血流动力学异常,均可引起心室肥厚。某些体力活动较多的人或某些从事剧烈体育运动的人也易发生左心室肥厚。最近还注意到容量负荷在左心室肥厚中的作用。因此,并非所有的左心室肥厚都是由高血压引起,而某些血流动力学异常、心室容量负荷过重以及上述提到的心肌肥厚的刺激物等因素,都在心肌肥厚的形成中发挥作用。

## 91. 为什么高血压能引起心室肥厚?

高血压患者由于外周血管阻力增加或血液容量增加,也就是说,压力(外周血管阻力)和容量(血液循环的血量)这两大因素加重了心脏的负担,心脏必须加倍地用力收缩。而心脏射血主要依靠左心室的收缩,久而久之,使心脏发生代偿性肥厚。血压越高、持续时间越长则左心室肥厚越明显。当心肌细胞过度肥大而又缺血缺氧时,使心肌代偿能力降低,最终失去代偿能力;加上心室腔也发生扩大,进一步影响了心脏的正常功能,导致心力衰竭。高血压早期,主要影响心脏的舒张功能,即在心脏舒张时,心室充盈血量减少。后期则影响心脏的收缩功能,使心室排出血液量减少。在1组140例高血压患者中,经5年随访结果发现,合并左心室肥厚者发生心脑血管并发症(心绞痛、心肌梗死、脑卒中)的是无左心室肥厚者的4倍。

## 92. 高血压心室肥厚能引起心肌缺血吗?

过去认为心室肥厚是心脏应付外周血管阻力和血容量增加的一种代偿性机制。也就是说,心脏为了克服外周血管阻力和血容量的增加而代偿性地使心室肥厚、心肌收缩力加强。但这种代偿性的心室肥厚对人体并非完全有利,反而是弊多利少。因为心室肌肥厚了,而心肌细胞的血液供应并不能相应地增加,这就造成了心肌缺血。此外,肥厚的心肌使心室壁张力增加,因此耗氧量也增加,这又加重了心肌的缺血缺氧。再加上高血压本身是冠心病的主要危险因素,长期的高血压往往会促发冠状动脉粥样硬化,使冠状动脉狭窄,血流减少,进一步加重了心肌缺血。在此基础上很容易发生各种心律紊乱,包括致命性的室性心律失常，甚至发生心肌梗死、心力衰竭、心脏性猝死或脑卒中等。因此，心室肥厚并不是一种好的代偿机制。高血压患者应积极接受治疗，尽可能预防和延缓心室肥厚的发生。

## 93. 高血压与动脉粥样硬化有关系吗？

流行病学、病理学及临床研究发现，高血压是冠状动脉、脑动脉及外周动脉粥样硬化病变的主要危险因素之一。高血压通过影响动脉血管内皮、血管平滑肌细胞及血管内膜的通透性而使动脉血管壁发生改变，表现为动脉血管内膜表面不平滑，继而动脉壁通透性增加；循环血液中的有形成分（如白细胞和血小板）进入血管内膜增多并黏附于该处；血管平滑肌细胞由血管壁的中层游移至血管内膜，通过沉积与增生使血管内膜变厚，结缔组织增多，于是血管壁增厚。当高血压患者出现血脂水平增高时，脂质就容易在动脉血管壁中沉积下来。因此，高脂血症与高血压同时存在时，两者往往具有叠加作用，加速了动脉粥样硬化的发生与发展。

## 94. 高血压对冠心病的发病有什么影响？

弗雷明汉心脏研究以及其后的多项前瞻性研究都证明，血压升高不论是稳定的或不稳定的、收缩期的或舒张期的，也不论发生在任何年龄、任何性别，都是冠心病发病的独立危险因素。研究表明，血压水平与冠心病的发病密切相关。在对1组34万名35～57岁的白人男性随访15年后，因血压升高而造成冠心病额外死亡的人数中，收缩压在16.0～18.6千帕（120～139毫米汞柱）者占31.6％；在18.7～21.2千帕（140～159毫米汞柱）者占42.9％；≥21.3千帕（160毫米汞柱）者只占24.1％。由于人群血压水平在前两组范围者居多数，收缩压≥21.3千帕（160毫米汞柱）者固然冠心病发病的相对危险更高，但其在人群中占少数。由此可见，血压“正常偏高”及Ⅰ级高血压对冠心病的发病同样具有重要意义。我国首都钢铁公司男工冠心病危险因素的前瞻性研究显示，收缩压在16.0～18.6千帕（120～139毫米汞柱）者冠心病发病的相对危险比＜16.0千帕（120毫米汞柱）者增高40％，而在18.7～21.2千帕（140～159毫米汞柱）者，其冠心病发病的相对危险比＜16.0千帕（120毫米汞柱）者增高1.3倍。同样说明血压升高在中国人群中对冠心病发病的重要作用。

以上研究结果表明，血压水平对冠心病发病的影响是连续的。因为，任何对高血压的定义都是人为的，许多与血压升高有关的疾病可以发生在通常被认为是“正常血压”的人群之中。因此，必须加强高血压的Ⅰ级预防和人群防治，以降低整个人群的血压水平。同时加强对高血压患者的治疗，才能使冠心病的预防工作产生更大的效果。

## 95. 高血压与冠心病有什么关系？

冠心病是危害人类健康的最重要的疾病之一。而高血压则是促发冠心病的最主要的危险因素之一，大量的流行病学、病理解剖学、临床资料和实验研究都证明，高血压与冠心病的关系十分密切。



（1）高血压是冠心病的独立危险因素。无论在中年或老年人，也无论是轻、中度或重度高血压患者，都会相应增加其冠心病的发病机会。无论是收缩压或舒张压的增高，对冠心病的发病都有重要影响。而且证明，血压越高，以后发生冠心病的机会越多。据统计，高血压患者患冠心病的机会是血压正常者的2～

3倍。目前，大多数学者都认为，高血压与冠心病之间有因果关系。这可能是因为高血压可引起冠状动脉内皮细胞损伤并最终导致动脉粥样硬化斑块的形成。血压水平越高，动脉硬化程度越重，发生冠心病的危险就越大。此外，高血压患者还常常同时合并有其他危险因素，如高脂血症、糖尿病、左心室肥厚、肥胖或吸烟等。如果以上这些危险因素同时并存，则会发生诸因素叠加作用(即诸危险因素总的致病作用会明显增加)，尤其是高血压与高脂血症之间的互相增强和协同的作用，从而加速动脉(包括冠状动脉)粥样硬化斑块的形成与发展。

(2)高血压是冠心病心绞痛发作的诱因。血压升高使心脏负荷加重，心肌耗氧量增加，使冠状动脉需氧与供氧不平衡，导致冠状动脉供血不足，缺血缺氧，从而诱发或加重心绞痛。

(3)高血压可以引发冠心病心肌梗死。冠心病患者的冠状动脉已发生粥样硬化，当血压升高时，可能引发冠状动脉粥样斑块的破裂，从而使冠脉内血栓形成，堵塞冠脉血管，导致急性心肌梗死。因此，高血压患者应积极地接受降血压治疗，并要切实达到治疗目标，以预防冠心病的发生，或可减少冠心病心绞痛的发作以及防止冠心病急性并发症的发生。

## 96. 什么是高血压合并冠心病?

高血压是导致冠状动脉粥样硬化的一个主要危险因素。高血压患者发生冠心病的危险比正常血压者高2～3倍。冠心病的全称叫做冠状动脉粥样硬化性心脏病。冠状动脉是营养心肌的血管，供给心肌所需要的血液和氧气。当冠状动脉发生硬化时，血管腔狭窄，血流减少，以致供血不足，心肌发生缺血缺氧，从而产生一系列临床表现，称为冠心病。根据冠状动脉病变的部位、范围和程度的不同，及其临床表现的不同特点，将冠心病分为5种类型：

(1)隐匿型或无症状型冠心病。

(2)心绞痛型。

(3)心肌梗死型。

(4)心力衰竭和心律失常型(又称缺血性心肌病型)。

(5)猝死型。

近年来，有人提出急性冠状动脉综合征一词。是指由于冠状动脉急性变化，血流突然减少，引起一系列临床表现。其最常见和最重要的3种类型为：不稳定型心绞痛(UA)、无Q波心肌梗死(NQMI)和Q波心肌梗死(QMI)。因为它们在病理学上有着密切的联系，即分别代表着斑块破裂与血栓形成的不同阶段，因此，将三者统称为急性冠状动脉综合征(ACS)。

## 97. 高血压合并冠心病心绞痛有哪些症状？

高血压是引发冠心病的重要危险因素之一。有60%～70%的冠心病患者有高血压。当高血压患者的冠状动脉发生粥样硬化、其血管腔显著狭窄超过管径的3/4时，心肌供血受到明显影响，而发生急剧的暂时性的心肌缺血缺氧，患者就会发生心绞痛。此时，往往迫使患者立即停止活动，疼痛严重者还可以伴有出冷汗。心绞痛的疼痛部位主要在胸骨后或心前区，自我感觉疼痛在深部而不是在表面，疼痛可以放射到左肩、左后背及左上肢内侧，有时疼痛也可以放射到上腹部、颈部、下颌部，有的甚至表现为牙痛。疼痛的性质可以呈压迫感、闷胀感或紧缩感，有的也可有烧灼感。疼痛的范围可以有拳头或巴掌大小。疼痛的时间多可持续数分钟或10多分钟，但很少超过15分钟。疼痛发作的诱因，常为劳累、生气、情绪激动、饱餐或寒冷等因素。休息或含服硝酸甘油片后疼痛可以迅速缓解。

## 98. 高血压与心肌梗死有什么关系?

心肌梗死是指冠状动脉在粥样硬化和狭窄的基础上,进一步发生血栓,堵塞了冠状动脉血管,使血流中断,心肌发生严重而持久的缺血缺氧,从而导致部分心肌发生急性坏死。心肌梗死又可分为急性心肌梗死与陈旧性心肌梗死。急性心肌梗死则是冠状动脉急性闭塞引起梗死,相关血管供血区域的心肌细胞发生急性坏死的一组综合征,它包括急性Q波心肌梗死与非Q波心肌梗死(或称ST段抬高的心肌梗死与ST段不抬高的心肌梗死)两大类。Q波型心肌梗死大多为透壁性心肌坏死,约90%以上是由于冠状动脉腔内急性血栓性闭塞引起。

经过多年的基础医学与临床医学研究,急性心肌梗死的发病机制已经基本明确。即在冠状动脉腔内由粥样硬化斑块引起的固定性狭窄的基础上,在多种冠心病危险因素损伤作用下,斑块表面的纤维帽破裂,斑块下的脂质核及纤维组织暴露,激活了体内的外源性凝血系统及血小板,引起冠状动脉腔内血栓形成及冠状动脉痉挛,使相关的冠状动脉发生急性闭塞。若闭塞持续超过30分钟,心肌细胞便开始发生不可逆性坏死。随着闭塞时间的延长,心肌坏死由心内膜逐渐向心外膜扩展,若冠状动脉闭塞超过4～6小时,绝大多数会形成全层心肌透壁性坏死。

急性心肌梗死的临床表现为,突然发生剧烈而持久的胸部疼痛,多在前胸胸骨后或上腹部,呈压榨性或闷胀性或窒息性疼痛,可向左后背、左肩、左上肢、有的向下颌部或颈部等处放射,常伴出冷汗。休息或含服硝酸甘油片后疼痛不能缓解。心电图检查显示,心肌发生进行性的缺血、损伤及坏死的动态变化图形。化验检查显示,血清心肌酶谱增高而且有动态变化等。患者可发生心律失常、低血压或休克以及心力衰竭等。一旦发生了急性心肌梗死，应立即进行抢救治疗。

高血压患者心肌梗死的发生率较正常血压者至少高2倍，而且高血压使急性心肌梗死的危险性增加，梗死后近期及远期的病死率增高。

心肌梗死后原有的高血压可以发生如下不同的变化：

①血压即刻下降，且不再恢复到原有的水平；②保持原来的血压状态；③血压暂时下降，3个月后又升高到原先的高血压水平。

梗死后血压明显下降甚至出现休克状态者，是心脏的泵血功能急剧衰竭的表现，此种情况往往病死率较高。另外，梗死后血压依然较高者，使心脏承受的负荷依然较重，再次发病的危险因素也继续存在。所以，对于这类患者应适当的控制血压，以改善患者的预后。此时，使用血管紧张素转换酶抑制剂（如卡托普利等）和β受体阻滞药（如倍他乐克等）是有益的。但在心肌梗死的初期，常因儿茶酚胺的释放增多而使血压暂时性升高，此时的处理应慎重，不宜过急过快的降压。

## 99. 高血压与心力衰竭有什么关系？

高血压是心力衰竭的最常见原因之一。据弗雷明汉心脏研究报道，在引起心力衰竭的疾病中，高血压占75%。当高血压伴有心肌缺血时，特别是老年患者，发生心力衰竭的危险性增大。在严重高血压和恶性高血压情况下，如果血压持续升高，可引起急性左心衰竭。表现为突然胸闷气喘，呼吸困难，咳粉红色泡沫痰，口唇和四肢末梢发绀等。此时的处理应首选硝普钠或酚妥拉明，以及血管紧张素转换酶抑制剂（如卡托普利）和利尿剂等治疗。

## 100. 高血压对脑血管有什么影响?

高血压最常发生的并发症之一就是脑血管病。前已述及，高血压是促发动脉粥样硬化的重要危险因素。血压升高时，血流的压力和流速作用于动脉血管壁上，使血管内膜受到损伤，血液中的脂质沉积和有形成分进入血管内膜，最终使血管壁增厚，进而发生粥样硬化。长期的血压升高，不仅引起或加重动脉壁的玻璃样变或纤维样坏死，还可导致脑部已经硬化的小动脉血管壁形成粟粒样大小的微动脉瘤。当血压突然升高时，就可造成动脉血管破裂而发生脑出血(即出血性脑卒中)；或者在脑动脉硬化的基础上，由于血栓的形成而发生脑动脉血管栓塞，叫脑梗死(即缺血性脑卒中)。

## 101. 高血压对脑卒中的发病有什么影响?

高血压是我国人群脑卒中(又称脑中风)发病的最重要的危险因素。我国是脑卒中高发的国家。1997 年世界卫生组织报道，在 17 个多国监测人群中，北京(1985～1990 年)男性(35～64 岁)年均脑卒中事件发生率为 247/10 万，居世界第 5 位；女性年均发生率为 175/10 万，居世界第 2 位。在 6 年监测期间年发病率变化不大，而同期多数其他国家监测人群脑卒中事件发生率呈下降趋势。我国 10 组人群前瞻性研究表明，血压水平与脑卒中发病的相对危险呈对数线性关系。即在控制了其他危险因素之后，收缩压每升高 1.33 千帕(10 毫米汞柱)，脑卒中发病的相对危险增高 49%(出血性脑卒中增高 54%，缺血性脑卒中增高 47%)；舒张压每增高 0.67 千帕(5 毫米汞柱)，脑卒中发病危险增高 46%。东亚人群汇总分析结果显示，在中国和日本等东亚人群中，血压升高对脑卒中发病的作用强度约为西方人群的1.5倍。我国曾在一组60岁以上老年收缩期高血压患者中进行随机临床对照试验，随访4年，结果降压治疗组比安慰剂对照组脑卒中病死率降低58%，两者差异显著。表明有效地降低血压确实能降低致死性脑卒中的发生。以上证据说明，血压升高是我国人群脑卒中发病的最重要的危险因素。

## 102. 什么是脑卒中(脑中风)?

脑卒中俗称脑中风。根据世界卫生组织统计，脑卒中是人类死亡的最常见原因之一。分为出血性脑卒中和缺血性脑卒中两类。出血性脑卒中因其出血部位不同可分为脑出血和蛛网膜下腔出血；缺血性脑卒中按其发生的机制不同可分为脑梗死(即脑血栓形成)和脑栓塞。

在高血压的并发症中，急性脑卒中已上升到首位。脑出血多发生在50岁上下的壮年人，而蛛网膜下腔出血的年龄相对较轻。脑出血绝大多数是由于高血压引起，往往是高血压的直接后果，而且血压水平较高，一般在24.0/14.7千帕(180/110毫米汞柱)以上。出血部位多在大脑内囊，这是脑出血最好发的部位。患者常常突然出现剧烈头痛，喷射性呕吐，继而迅速进入昏迷。可伴有半身偏瘫，口角歪斜。出血量少的轻症患者，神志可以清醒，但可能有语言不清甚至失语。蛛网膜下腔出血的部位主要发生在蛛网膜下腔，多半在工作紧张或情绪激动时发生。出血性脑卒中若不及时治疗往往会危及患者的生命。

另据我国一项研究表明，脑梗死(即脑血栓形成)占脑卒中的一半左右，本病一般在动脉粥样硬化的基础上发生。发病年龄大多在60岁以上，但不一定都有高血压，这一点与脑出血不同。

前已述及，高血压是脑卒中的最主要的发病因素。因此，为了预防脑卒中的发生，就必须采取积极有效的治疗措施，将血压控制在理想水平。

## 103. 什么是脑卒中先兆 TIA?

TIA 是短暂性脑缺血发作的英文缩写。短暂性脑缺血发作(TIA)是脑梗死最重要的预报信号，是脑卒中(即脑中风)的先兆。常表现为一过性肢体偏瘫或无力和麻木，有时可表现为单眼黑朦、眩晕、站立不稳、吞咽困难、声音嘶哑甚至短暂的失语或双下肢突然无力而跌倒，但能迅即恢复。有的表现为短暂的全面遗忘，患者突然不能记忆刚刚发生的事情。TIA 预示着动脉硬化的程度已比较严重。如不及时治疗，约有 1/3 的患者不久将要发生脑梗死。所以，TIA 患者应及时就诊，认真接受治疗，防止进一步发展为脑卒中。

## 104. 脑卒中的诱发因素是什么?

脑卒中(脑中风)的诱发因素，是指在高血压动脉硬化的基础上可促使其突然发生的因素。主要有以下一些方面：如过度劳累、情绪激动、生气、吵架、饮食不节或大量饮酒、用力过猛(如便秘时用力排便)或超量运动、气候变化、体位改变、疾病因素等。这些因素几乎都与血压的波动有关。凡能影响血压急剧波动或脑部血液供应改变的各种原因均可成为脑卒中的诱发因素。如能采取积极的防治措施，努力提高自我控制和自我保健能力，则有助于预防脑卒中的发生。良好地控制血压可以减少发生脑卒中 50%以上，这一结论已经被严格的临床研究所证实。

## 105. 为什么高血压容易引起脑出血?

高血压往往是造成脑出血的最重要和最直接的原因,所以又叫做高血压性脑出血,这是指非外伤性的脑实质的出血。脑出血可来源于脑内动脉、静脉或毛细血管,但以深部交通支小动脉出血为最常见。为什么高血压容易引起脑出血呢?因为长期的高血压可促使脑动脉发生硬化,并使已经硬化了的脑部小动脉形成微小动脉瘤。微小动脉瘤是动脉血管壁上最薄弱的部位,在血压增高时易致破裂而发生脑出血;再者,高血压可引起或加重脑小动脉的玻璃样变或纤维样坏死,使其动脉血管内膜形成夹层动脉瘤,继而在压力增高时破裂出血。此外,高血压引起的脑小动脉痉挛可造成脑组织的点状出血,这种出血若持续下去,就可造成大片出血。因此,高血压,尤其是未经控制的高血压,或在短期内升高幅度过大或者虽然是轻度高血压但已持续多年而未接受治疗者,都是脑出血的主要危险因素。如果再加上过度劳累、情绪激动、用力过猛等因素的诱发,就更容易引起脑出血。

## 106. 高血压与肾脏有什么关系?

高血压与肾脏的关系非常密切。长期的血压升高,必然使肾脏的结构和功能受到损害,形成慢性肾脏疾病。而肾脏结构上的病理性改变,及其生理功能的异常又反过来使血压进一步升高或持续升高,二者互相影响,以致形成恶性循环。



高血压患者在其早期的相当长一段时间内,对肾脏的影响仅表现为肾脏自身调节功能的减弱,对高钠负荷及急性容量扩张负荷等非生理状态的适应能力降低。经过一段时间后,逐渐出现肾小管损伤及肾小管功能的降低。如高血压持续发展下去，一般经过5～10年即可出现轻度至中度肾小动脉硬化，继而累及肾单位，在使血压进一步升高的同时，肾脏的病理性改变也迅速发展并进一步加重，最终使肾脏功能进行性减退和恶化。

另一方面，许多肾脏疾病本身也可以使血压升高。也就是说，高血压也可以是很多肾脏疾病所并发的一个临床表现。随着肾脏疾病的好转，肾脏结构和功能的恢复，升高的高血压又可以下降到正常水平。几乎所有的肾脏疾病到了晚期（尿毒症期），都毫无例外地会发生血压升高，而这种高血压用常规的降压措施又很难奏效，最终不得不进行血液透析或做肾脏移植。

总之，高血压与肾脏的关系非常密切而又复杂。长期的高血压必然会累及肾脏，使肾脏受损；肾脏受损后形成的慢性肾脏疾病又会反过来引起血压的升高。因此，血压的升高和肾脏的损害两者互相作用，互为因果，形成恶性循环。由此可见，高血压与肾脏两者密切关联。

## 107. 高血压可对肾脏产生哪些危害？

肾脏是人体主要的排泄器官，流经肾脏的血液经过肾小球的滤过，并由肾小管选择性地再吸收后，最后形成尿液排出体外。而高血压的重要靶器官之一是肾脏。高血压患者由于长期的血压升高，可对肾脏产生如下损害。

(1)高血压导致肾硬化。在高血压病的早期，肾小动脉处于痉挛状态，此时肾小动脉本身尚无器质性病变。以后若肾小动脉持续痉挛，会进一步导致肾血管变性、肾小动脉硬化和狭窄，从而使肾动脉供血减少。由于肾脏缺血，使肾单位和肾小管发生萎缩和硬化，两肾体积逐渐缩小等病理性改变，从而使肾功能受到严重损害。在此过程中，最早受到损害的是肾小管功能。

由于肾小管再吸收功能降低，患者常表现为多尿和夜尿增多、尿比重降低、尿酸化能力减弱、尿中出现少量蛋白，以小分子蛋白（$\beta_2$微球蛋白）为主，及少量红细胞。若病情进一步发展，晚期肾小球滤过功能受到损害，造成体内的代谢产物排出障碍，逐渐发展为肾功能衰竭，最终进入尿毒症期，须靠血液透析或腹膜透析维持生命。

（2）高血压加速肾动脉粥样硬化。高血压是导致动脉粥样硬化的最重要的危险因素之一，而肾动脉又是动脉粥样硬化的好发部位。肾动脉发生硬化后，血管狭窄，肾血流减少，使肾脏缺血，进而激活肾素-血管紧张素-醛固酮系统，使血管收缩，血压进一步升高。升高的血压反过来又加速和加重肾动脉硬化。如此形成恶性循环。

（3）少部分高血压患者在发病的初期即表现为急进性高血压（即恶性高血压），另有大约 7%的高血压患者在其病程中会突然出现进行性加重，血压急剧而持续地升高，进而转化为恶性高血压。此类高血压其肾脏的受损程度严重，而且肾脏病变发展迅速，肾小动脉发生纤维样坏死，肾脏严重缺血，肾功能迅速恶化，发生肾功能衰竭、尿毒症而危及生命。

## 108. 高血压患者为什么要检查眼底？

因为高血压与眼底有较密切的关系，门诊常有很多因视力减退而前来眼科就诊的患者，经检查发现患有高血压。高血压患者通过眼底的检查，可以了解是否已并发视网膜病变，如视网膜出血、渗出、视盘水肿等，以及了解眼底血管情况，有无眼底动脉变细及动、静脉血管交叉压迹等，以帮助判断病情。大部分高血压患者的眼底存在着病理性改变，这种改变与高血压所致的全身性损害有一定关系。眼底改变越明显，说明高血压的病情越重，发生心脏、脑、肾脏等重要脏器损害的机会越大。眼底检查的结果还是诊断恶性高血压必须具备的条件之一。

## 109. 高血压可引起主动脉夹层血肿吗？

主动脉壁共分 3 层：外膜层、中层、内膜层。主动脉夹层是指主动脉腔内的血液通过主动脉内膜的裂口进入主动脉壁的中层，将中层分离而形成的血肿。并不是主动脉壁的扩张，故不同于主动脉瘤，更不是真正的肿瘤，过去此种情况称为主动脉夹层动脉瘤，现已改称为主动脉夹层血肿，简称为主动脉夹层。

主动脉夹层血肿主要由高血压引起。据资料统计，80％以上的主动脉夹层患者有高血压。

高血压患者并发主动脉夹层的临床症状是，突然发生胸部疼痛，如刀割或撕裂样，疼痛剧烈，难以忍受。患者常伴有面色苍白，大汗淋漓，焦虑不安，心率加快，但血压常不低或反而增高。不少患者原有高血压，发病后因剧痛可使血压更高。同时，主动脉瓣区出现舒张期杂音及脉压增宽等主动脉瓣关闭不全的表现。如主动脉外膜破裂出血，则血压下降。一旦主动脉夹层外膜破裂，会立即危及患者的生命，可在短时间内死亡。主动脉夹层一经确诊，应尽快到有条件的医院住院接受治疗。

## 110. 高血压能引起耳聋吗？

老年人的耳聋与高血压有一定的关系。高血压病情越重，耳聋的程度也就越重。如果血压下降，耳聋的程度也就随之减轻。轻度高血压一般很少发生耳聋。中度高血压患者约有70％的人发生不同程度的耳聋，而重度高血压患者几乎 100％的都有耳聋。其原因可能与高血压并发的动脉粥样硬化有关。

动脉粥样硬化使血管弹性降低，亦可发生血管痉挛，内耳各组织的血液供应减少，导致耳聋的发生。研究表明，高血压、高血脂、动脉粥样硬化等可加速和加重老年性耳聋的发生与发展。积极地防治高血压可预防和控制老年性耳聋的发生。

## 111. 高血压并发症的其他危险因素有哪些？

近年的研究显示，心血管病的发病是多种危险因素综合作用的结果。例如，轻型高血压患者其心血管病发病的危险不仅取决于血压水平，同时还取决于其他危险因素的水平。高血压患者发生心血管病的绝对危险，除血压水平外，在相当大的程度上由其他危险因素来决定，因此，在我们考虑高血压患者的治疗方针和力度时，不仅应根据其血压水平，还应考虑同时并存的其他危险因素的状况。影响高血压患者发生心血管病的其他危险因素有以下几点：

(1)年龄：心血管病的发病率常随年龄的增高而升高。例如，北京居民从35～74岁，每10年冠心病发病率增高1～3倍，脑卒中发病率增高1～4倍，虽然随着年龄增大冠心病发病率增高的速度有所减慢，但由于老年人发病率本身就高，故其发病的绝对危险仍然很高。

(2)性别：男性心血管病发病率高于女性。我国14个人群监测5年的结果显示，25～74岁男性冠心病发病率为女性的1.1～6.2倍，男性脑卒中发病率为女性的1.2～3.1倍。因此，对男性患者的预防更应加强。

(3)吸烟：我国人群吸烟率很高，在男性达到60%～70%，女性较低，但也达7%左右。我国10组人群的前瞻性研究表明，吸烟者与不吸烟者相比，前者冠心病发病的相对危险比后者增加约2倍，缺血性脑卒中发病的相对危险增加约1倍，癌症死亡的危险增加 45%，总死亡的危险增加 21%。据北京的一项研究表明，吸烟对急性心肌梗死的危害与吸烟总量的平方成正比，吸烟总量每增加 1 倍，危害增加 4 倍。吸烟不仅是心血管病的危险因素，也是呼吸系统疾病和癌症的危险因素。

(4)血脂异常：血清总胆固醇和低密度脂蛋白胆固醇升高是冠心病和缺血性脑卒中的危险因素。研究表明，我国人群血清总胆固醇水平在 200～239 毫克/分升者，冠心病的发病危险为低于 200 毫克/分升者的 2 倍；超过 240 毫克/分升者为低于 200 毫克/分升者的 3 倍。说明血清总胆固醇升高仍然是我国人群冠心病发病的危险因素。另一方面，值得注意的是，研究资料显示，血清总胆固醇过低(例如低于 140 毫克/分升)有可能增加出血性脑卒中(即脑出血)的发病危险。我国是脑卒中高发的国家，应当强调将血清总胆固醇控制在适当水平。

(5)超重和肥胖：超重和肥胖是高血压发病的危险因素，同时也是冠心病和脑卒中发病的独立危险因素。研究显示，我国人群体重指数每增加 1 千克/米$^2$，冠心病发病的相对危险增加 12%，缺血性脑卒中发病的危险增加 6%。提示超重和肥胖是我国人群冠心病和缺血性脑卒中发病的独立危险因素。因此，保持正常体重是防治高血压、冠心病和脑卒中的重要措施之一。对于高血压患者必须控制体重。

(6)缺少体力活动：体力活动减少是造成超重和肥胖的重要原因之一。近 10 余年来，随着现代化的进程，我国城市和郊区人群的体力活动显著减少，这是心血管病发病的重要危险因素之一。

(7)糖尿病：糖尿病是动脉粥样硬化性疾病的已经确定的危险因素。1994 年对我国 19 个省和地区共计 20 余万人的调查表明，在 25～64 岁的人口中，糖尿病和糖耐量异常的患病率分别为 2.5%和 3.2%，比 10 年前增长约 3 倍。糖尿病患者的体重指数，腰、臀围比例及血压水平均较非糖尿病者为高。研究还显示：血清胰岛素水平与高血压、高血脂、超重和肥胖显著相关。糖尿病是冠心病的重要危险因素，有糖尿病和糖耐量异常的高血压患者，发生心血管疾病的危险性大大增加。

(8)地区因素：我国高血压的患病率有显著的地区差别，多次调查都反映了北方高于南方。而冠心病和脑卒中的发病率也呈现同样的南北差别趋势。

## 112. 什么是高脂血症？

由于脂肪代谢或运转异常，使血液中的一种或多种脂质高于正常，称为高脂血症，俗称高血脂症。又因为脂质不溶或微溶于水，它必须与蛋白质结合成为脂蛋白的形式存在，才能在血液循环中运转，所以，高脂血症常常是高脂蛋白血症的反映，也就是说，脂蛋白的水平高低基本上反映了血脂的水平。胆固醇和三酰甘油（甘油三酯）是血液中主要的血脂成分，其余还有磷脂和游离脂肪酸等。因此，高脂血症主要表现为高胆固醇血症和高甘油三酯血症或两者兼有。按其发生的原因，临床上可分为两类：①原发性高脂血症：属遗传性脂代谢紊乱疾病。此类型极为少见。②继发性高脂血症：常见于控制不良的糖尿病、饮酒、甲状腺功能减退症、肾病综合征、肾透析、肾移植、胆道阻塞、口服避孕药等。由于饮食结构不合理，进食过多的含高胆固醇、高饱和脂肪酸和高热量的食物，以及食物中含纤维素和植物蛋白不足，体力活动或运动减少，体重增加或肥胖等亦可造成高脂血症。

## 113. 什么是“坏”胆固醇？什么是“好”胆固醇？

由蛋白质、胆固醇、三酰甘油（甘油三酯）和磷脂所组成的复合体统称为脂蛋白，脂蛋白中含三酰甘油多者其密度低，少者则密度高。血浆中的脂蛋白呈微粒状，利用超速离心法可将其分出 4 种主要的脂蛋白：即乳糜微粒（CM）、极低密度脂蛋白（VLDL）、低密度脂蛋白（LDL）和高密度脂蛋白（HDL）。乳糜微粒颗粒最大，为 80～1 000 纳米（nm），密度低，富含甘油三酯；极低密度脂蛋白颗粒较乳糜微粒小，为 30～80 纳米，密度较乳糜微粒高；低密度脂蛋白是极低密度脂蛋白的降解产物，其颗粒较极低密度脂蛋白更小，为 20～30 纳米，密度较极低密度脂蛋白为高；高密度脂蛋白颗粒最小，为 9～12 纳米，密度最高。临床上常用的血脂检查项目有总胆固醇（TCH）、甘油三酯（TG）、低密度脂蛋白胆固醇（LDL-CH）、高密度脂蛋白胆固醇（HDL-CH）等。其中，总胆固醇与甘油三酯（TG）增高，特别是低密度脂蛋白胆固醇增高，可促进动脉粥样硬化的发生与发展，增加冠心病的危险性；反之，降低总胆固醇、甘油三酯和低密度脂蛋白胆固醇可防止或延缓动脉粥样硬化的进程，减少冠心病的危险性。因此，总胆固醇、甘油三酯与低密度脂蛋白胆固醇是“坏”胆固醇。而高密度脂蛋白胆固醇水平升高则有利于促进外周组织（包括动脉壁）移除胆固醇，从而防止动脉粥样硬化的发生，减少冠心病的危险性；反之，高密度脂蛋白胆固醇降低则可促进动脉粥样硬化，增加冠心病的危险性。因此，高密度脂蛋白胆固醇是“好”胆固醇。

## 114. 高脂血症有哪些表现？如何诊断？

高脂血症一般无自觉症状。当高血脂引起动脉粥样硬化时，则表现出相应的病变器官动脉血管狭窄的症状。血脂的异常增高，在肘、膝、踝、手指关节的背面皮肤可有异常的脂质沉积，在眼睛周围皮肤，常见于双眼上眼睑内眦处皮肤有片状或多个点状脂质沉积，称为睑黄斑。

血脂的正常值范围如下：

总胆固醇(Tcho)2.9～6.0mmol/L(110～230mg/dl)

甘油三酯(TG)0.56～1.70mmol/L(50～150mg/dl)

高密度脂蛋白-胆固醇(HDL-ch)>0.9mmol/L(>35mg/dl)

低密度脂蛋白-胆固醇(LDL-ch)<3.36mmol/L(<130mg/dl)

载脂蛋白 AI(Apo AI) 1.0～1.3g/L

载脂蛋白 B100(Apo B100) 0.6～0.9g/L

高脂血症的诊断指标为：

总胆固醇(Tcho)>6.0mmol/L(230mg/dl)

甘油三酯(TG)>1.70mmol/L(150mg/dl)

低密度脂蛋白-胆固醇(LDL-ch)>3.36mmol/L(130mg/dl)

高密度脂蛋白-胆固醇(HDL-ch)<0.9mmol/L(35mg/dl)

载脂蛋白 AI(Apo AI)<1.0g/L

载脂蛋白 B100(Apo B100)>0.9g/L

超过以上数值为高脂血症。



## 115. 高血压与高血脂有什么关系？

高血压患者常有血液脂质代谢的异常，这种异常可表现为血浆总胆固醇、三酰甘油及低密度脂蛋白胆固醇升高和高密度脂蛋白胆固醇降低。高血压与高血脂都是冠心病的主要危险因素，当高血压患者同时有高血脂时，冠心病的危险就大大增加。所以，在诊治高血压时，千万不要忽略检查血脂。如有血脂增高，在选用降压药时，应尽可能避免使用那些对血脂有不利影响的降压药，如β受体阻滞剂、利尿剂。如果必须要用这类降压药，在用药过程中要注意定期复查血脂。

## 116. 高血压合并高血脂有哪些危害?

高血压是中老年人的常见病和多发病，而许多高血压患者又常常伴有血液脂质代谢的异常。表现为总胆固醇、甘油三酯和低密度脂蛋白胆固醇较正常人显著增高，而高密度脂蛋白胆固醇明显降低。高脂血症的临床意义在于它与心脑血管疾病有着密切的联系，因为高脂血症与高血压一样，都是促发动脉粥样硬化的重要因素，而高血压与高血脂同时存在时，两者的作用叠加，从而加速动脉粥样硬化的发生与发展。而动脉粥样硬化斑块的形成，可致动脉管腔狭窄，甚至完全堵塞，造成脏器或器官供血部位的缺血。最易受动脉粥样硬化侵害并产生临床症状的部位是冠状动脉、脑动脉、颈动脉、髂动脉、股动脉等，这些部位一旦受损，后果严重。冠状动脉粥样硬化则引起冠心病、心绞痛，严重者可发生心肌梗死，危及生命。脑动脉粥样硬化使管腔狭窄，造成慢性脑供血不足，这是导致老年性痴呆的重要原因。脑动脉急性闭塞可导致脑梗死，若硬化的脑动脉破裂可导致脑出血，造成患者偏瘫、失语、丧失劳动能力或失去自我生活能力，甚至死亡。肾动脉发生粥样硬化性狭窄时，可致肾性或肾血管性高血压、动脉硬化性肾病，甚至肾功能衰竭。髂动脉、股动脉或下肢远端的动脉发生硬化性狭窄时，可导致硬化性下肢动脉闭塞症，造成间歇性跛行，足趾因缺血而引起干性坏死，严重时整个下肢发生坏死，造成残疾。因此，要预防动脉粥样硬化，就要积极地防治高血压和高脂血症。

## 117. 高血压与血黏度有什么关系？

流体内各液层间分子或颗粒摩擦力的大小称为黏度。血黏度是血液的一个主要的流变学特性。动脉血压的高低与心脏输出量及外周阻力有密切关系，而外周阻力即是血管阻力与血黏度的乘积。因此，高血压患者血压的增高不仅与心脏输出量和血管阻力有关，而且还与血液黏度有关，三者的综合效应决定血压的高低。血黏度的增高一般与血压的增高成正比。高血压患者常合并血黏度异常，这种异常程度与高血压的严重性有一定关系。研究表明，血黏度的异常（增高）也可加速左心室肥厚的发展，降低高血压患者冠状动脉的储备能力，使血栓形成倾向增大。血黏度异常虽然对高血压的发生发展有一定影响，但它并不是惟一的影响因素，因此，关于血黏度异常的临床意义还要结合具体情况具体分析。

## 118. 高血压伴肥胖有什么危害？

众所周知，高血压不仅给心、脑、肾及全身血管带来持久性损害，而且容易造成脂质代谢异常，即高脂血症，并进一步促进动脉粥样硬化。肥胖是人体脂肪代谢异常的体表标志，多余的脂肪任意堆积，使体重增加，呈现不健康状态。脂肪在肝脏堆积过多，形成脂肪肝，进而可致肝功能异常。脂肪堆积在血管壁上，造成全身大小血管的弹性减退和硬化，使心脏射血时，周围血管阻力增加，从而加重了心脏的工作负担。肥胖时，过多的脂肪堆积在心脏外层心包膜上，既影响心脏的收缩，又限制了心脏的舒张，同样使心脏功能受损。而危害最大的是脂肪堆积在腰臀部，丧失了正常的腰围与臀围的比例（一般男性在1.0以下，女性0.85以下是健美体型，选美时腰围与臀围的比例是0.7）。这种肥胖不仅使体型丑陋，而且使人体的膈肌抬高，心脏呈横位，使胸腔缩小，以致轻微活动就有心慌、气喘，而严重的脂肪心可以导致突然死亡。大量多余的脂肪组织还需要富含氧气的血流供应，高血压本身已经加重了心脏的工作负荷，同时又有肥胖，这就迫使心脏不得不长期处于更加超负荷的工作状态。久而久之，必然会造成心肌肥厚，心脏扩大，心力衰竭，心律失常等。而且肥胖促进脑动脉硬化，患高血压时脑出血、脑梗死的危险性增加，从而导致偏瘫、失语等，甚至危及生命，给个人造成巨大不幸，也给家庭和社会带来沉重负担。因此，高血压伴肥胖的患者一定要节食、增加运动等，设法减肥，降低过高的体重。男性腰围在101.4厘米以上、女性腰围在87.6厘米以上就要坚决进行减肥。每月减重1千克，直至达到生理健康体重及腰围。此外减肥本身就可使血压下降，并可预防高血压并发症的发生。

## 119. 高血压与糖尿病有什么关系？

与高血压一样，糖尿病也是促发冠状动脉粥样硬化的重要因素。此外，流行病学研究发现，糖尿病患者患高血压的发生率为25%～50%，明显高于正常人。而且随着糖尿病病情的加重，高血压的发生率也继续增加。高血压患者合并糖尿病时，两者的作用叠加，更容易发生心、脑、肾等重要脏器的并发症，如冠心病、心肌梗死、脑卒中、肾功能衰竭等。两者合并存在，因心血管并发症而导致的病死率增加至少2倍。另外，患有糖尿病的高血压患者在选用降压药时，要尽量避免使用对血糖有不利影响的降压药物，如β受体阻滞剂和利尿剂。因为前者可使机体对降糖药的耐受性降低，并可掩盖可能发生的低血糖症状；而后者则可使机体对胰岛素产生抵抗，从而使高血糖不容易控制。对合并糖尿病的高血压患者，建议选用血管紧张素转换酶抑制剂或长效钙拮抗剂及其他类型的降压药。

## 120. 为什么高血压易合并糖尿病？

据统计，高血压患者存在糖代谢异常的发生率为10%～80%，而糖尿病患者同时患高血压的发生率为非糖尿病患者的2倍，而且糖尿病患者发生高血压的时间比正常人提前10年。为什么高血压易与糖尿病合并存在呢？研究认为，这可能与患者肥胖或超重、血脂过高、高胰岛素血症及血管紧张素水平升高等因素有关。高血压患者组织细胞对胰岛素的敏感性降低，引起血糖升高，从而诱发或加重糖尿病；同时高血糖又刺激胰岛β细胞大量分泌胰岛素，而血液中胰岛素过多又会导致水钠潴留，使循环血液量增多，再加上血管壁紧张性增加，外周血管阻力增大，又诱发或加重了高血压。这样高血压与糖尿病两者互相影响，互为因果，形成恶性循环。为了阻断这种恶性循环，除了要限制脂肪和钠盐的摄入外，还要坚持适量运动和减轻体重，以改善机体对胰岛素的敏感性，有效地控制糖尿病，同时积极治疗高血压，使血压降至正常水平。

## 121. 高血压合并糖尿病有哪些危害？

高血压是导致动脉粥样硬化的重要因素之一，它本身可使机体各重要脏器产生多种并发症，主要表现在心脏、脑、肾脏、全身的动脉血管及眼底等。高血压合并糖尿病时，两者的共同作用可促使各种并发症发生得更早、更严重。①心脏：高血压可导致心肌肥厚、心室扩大，以致发生心力衰竭，同时又可促使冠心病、心绞痛，甚至心肌梗死的发生。而糖尿病可致糖尿病性心肌病，从而加重高血压所致心脏舒张功能及收缩功能的受损，导致心力衰竭更早出现，程度也更加严重。高血糖还加速冠状动脉粥样硬化的进程，增加冠心病的发生率及其严重性。②脑：高血压是导致脑动脉硬化及脑卒中的最重要的危险因素。高血压合并糖尿病时，血糖、血脂增高，凝血功能异常，纤溶酶原抑制因子活性增高，使高血压患者本已存在的高凝血状态进一步加重，更易发生脑梗死。糖尿病加速动脉硬化的发生与发展，在此基础上，由于血压升高，也容易发生出血性脑卒中。③肾脏：高血压易导致肾动脉硬化，在此基础上，高血糖又可致糖尿病肾病，两者作用相加，进一步对肾功能造成损害，从而加速肾功能减退和衰竭的发生。④高血压与糖尿病合并存在，不仅使大、中动脉血管包括主动脉、冠状动脉、颈动脉、脑动脉、肾动脉、髂动脉、股动脉等粥样硬化发生早、程度重，而且还可使眼底小动脉硬化、缺血加重。综上所述，糖尿病可进一步加速和加重高血压并发症的发生与发展。

## 122. 高血压患者合并糖尿病应做哪些检查？

高血压患者合并糖尿病应做以下几方面的检查：

首先在病因学方面，如果高血压发病在前，糖尿病发生在后，常常是原发性高血压合并非胰岛素依赖型糖尿病（2 型糖尿病）。应根据馒头餐试验、胰岛素释放曲线等检查确定糖尿病的类型，并了解高胰岛素血症的程度和胰岛功能状态。但也应考虑其他内分泌疾病（如嗜铬细胞瘤、库欣综合征、原发性醛固酮增多症等）引起的继发性高血压伴有糖耐量异常。引起高血压的这些内分泌疾病都各有自己独特的临床表现，对其进行相应的检查，内容包括血液中的儿茶酚胺、皮质醇浓度测定及其昼夜节律变化，血钾、尿钾测定及腹部超声、CT 等检查。如果糖尿病在前，而高血压在后，可能有以下几种情况：①糖尿病并发糖尿病肾病引起的高血压。应检查尿白蛋白、尿蛋白、血肌酐、肌酐清除率、血尿素氮等，以确定有无糖尿病肾病的存在。②糖尿病促发动脉硬化引起的高血压。糖尿病患者常伴有脂质代谢异常，导致动脉粥样硬化，血管阻力增加。心脏射血时，为克服外周血管阻力，必须加强收缩力，从而导致血压升高，多以收缩压增高为主。久而久之，动脉硬化（包括肾动脉硬化）可引起肾脏等脏器的缺血，肾素-血管紧张素生成增加，可引起血压明显升高。此时，应注意检查腹部有无血管杂音，测定血中的肾素活性及血管紧张素Ⅱ水平等，必要时可做肾血管超声检查，肾动脉造影或磁共振成像（MRI）等检查。另外，高血压合并糖尿病可引起多种并发症，相应的检查包括：①眼底检查；②心脏超声检查，了解有无心肌肥厚及心脏顺应性下降；③平板运动试验，了解冠状动脉供血储备能力有无降低；④血脂检查；⑤尿蛋白、血尿素氮、血肌酐及肌酐清除率等检查，以判断有无早期糖尿病肾病等。

# 下　篇

# 明明白白降血压

# 第8章　健康生活防治高血压

## 123. 预防高血压的意义是什么？

高血压是冠心病、脑卒中等心脑血管疾病的主要危险因素。在全球范围内，心脑血管疾病每年夺走大约 1 200 万人的生命，接近世界人口总死亡数的 1/4，因此已成为人类健康的头号大敌。世界卫生组织总干事中岛宏士博士说："在今天的世界上，心血管病比其他任何单个疾病杀死更多的人，并使千百万人致残。"更糟的是，其中许多人属于过早死亡，死于最有活力最富成果的中年时期，也就是死于生命的春天，使多彩的人生黯然失色。世界卫生组织的专家指出：值得庆幸的是，尽管心血管病是头号杀手，但如果积极开展预防，每年可挽救 600 万人的生命。不论发达国家还是发展中国家，预防是最实际、花费最少的方法，是不用药物而保持健康生活的方法。因此要加强从青年人开始的预防，预防比治疗更有效。这样既可以挽救生命，又可以节约经费。美国用先进的治疗技术只能使冠心病病死率下降 1/3，另 2/3 是靠合理调整膳食、控制高血压、禁烟、体育锻炼等，这说明预防及非药物措施的重要性。目前，在发展中国家，高血压已成为危害人民健康的主要疾病，必须加强对高血压的预防和治疗。

## 124. 什么是高血压的分级预防?

高血压的预防可分为三级,即一级预防、二级预防、三级预防。

一级预防是指已有危险因素存在,而疾病尚未发生,或疾病处于亚临床阶段时即采取预防措施,控制或减少疾病的危险因素,以预防或减少疾病的发生。一级预防的概念相当于祖国医学《黄帝内经》中的"上医治未病"。

二级预防是指对已患病的个体或群体采取预防措施,防止疾病复发或加重,这些措施中常包括一级预防的措施、合理的药物治疗及病后咨询等。

三级预防是指重病抢救,以预防并发症的发生和患者的死亡,其中还包括康复治疗。二级预防和三级预防相当于祖国医学《黄帝内经》中的"中医治已病"。

## 125. 什么是高血压的一级预防及具体措施?

血压正常的人,在尚未患高血压之前,采取一系列措施预防高血压的发生,称为高血压的一级预防。高血压的一级预防对于将来可能发生高血压的人(如有明显的高血压家族史者、儿童少年时期血压偏高者及肥胖者等)更为重要,具体措施有如下几点。

(1)减轻体重:大量研究一致证明,超重和肥胖是血压升高的重要危险因素。当然,并不是所有肥胖者都患有高血压,也不是所有高血压者都肥胖,然而经过 10～15 年随访,超重者至少有 60%发生高血压。一项对美国 100 万人的调查研究表明,肥胖者高血压的患病率是同年龄组体重正常者的 2～3 倍。我国 16 省市 581 万人的心血管病人群监测也表明，体重指数与高血压患病率呈正相关，在各项危险因素中，体重指数与高血压的相关性最强。超重者如合并有高血压家族史，则两者产生协同作用。有报道指出，单纯超重可使高血压患病率增加 2.89 倍，单纯高血压家族史可使高血压患病率增加 2.64 倍，如两者同时存在，可使高血压患病率增加 11.89 倍。因此，应当提倡保持理想的体重。

(2)改进膳食结构

①减少钠盐摄入：膳食中过多的钠盐可使血压升高。理想的摄钠标准应为每日 5 克食盐，而我国人群摄盐量，北方为 15～18 克/日，南方为 7～12 克/日。因此，建议我国北方居民第一步将食盐减少到每人每天 10 克以下，南方居民减少至每人每天 7 克以下。

②增加钾：动物实验及临床观察都表明高钾饮食可以降低血压。研究发现，每日增加 60 毫克钾，4 周后卧位血压下降 4%。增加膳食钾主要是多吃新鲜蔬菜、水果、豆类等。我国营养学会建议每人每月吃蔬菜 12 千克，相当于每日 400 克，水果每月 1 千克，相当于每天 33 克。

③增加钙：膳食中低钙与高血压有关。研究表明，每日摄钙 450～500 毫克者，患高血压的危险是日摄钙 1 400～1 500 毫克者的 2 倍。人群日均摄钙每增加 100 毫克，平均收缩压可下降 0.33 千帕(2.5 毫米汞柱)，舒张压下降 0.17 千帕(1.3 毫米汞柱)。我国人群普遍钙摄入量不足，相对较高的北京人群平均每日钙摄入量也仅为 500～600 毫克，与营养学会建议的每日 800 毫克的标准(成年男子)相差较远。牛奶、豆类中含钙量较高，每毫升牛奶含钙约 1 毫克。因此，每日补充 250 毫升牛奶即可满足需要。新鲜蔬菜中油菜、芹菜、萝卜缨中含钙较高，蘑菇、木

耳、虾皮、紫菜等也含钙较多。

④减少膳食脂肪，补充优质蛋白质：流行病学研究表明，如能将膳食脂肪控制在总热量的25%以下，多不饱和脂肪酸与饱和脂肪酸比值维持在1，连续40天可使男性收缩压和舒张压下降12%，女性下降5%。广州男女工人高血压患病率明显低于北京，除北方摄取高钠高脂肪外，与广州多食蛋白质特别是鱼类蛋白有关。我国营养学会建议成人每人每月摄入谷类14千克，薯类3千克，蛋类1千克，肉类1.5千克，鱼类0.5千克。

(3)限制饮酒：一般少量饮酒对高血压发病率并无影响，但大量饮酒(指每日饮酒超过2～4份以上，每份相当于15毫克酒精，或啤酒300毫升，或葡萄酒100毫升，或白酒25毫升)肯定促使血压上升。为了预防高血压，最好不饮酒，已有饮酒习惯的人要戒酒或减少饮酒量，每天最多不应超过1两(50克)白酒。

(4)增加体力活动：经常坚持体力活动可预防和控制高血压。为了取得运动训练的良好效果，要确定运动的方式、强度、时间和频度。运动的方式有2种：一种是耐力性运动训练或有氧运动训练，这种运动是影响血流动力学改变的大肌群运动，如快走、跑步、骑自行车、游泳、滑雪等。这种运动具有降压作用。另一种运动方式是无氧运动训练(力量训练)，如举重、格斗等。这种运动只涉及有限的肌肉运动，并不引起血流动力学的改变，降压效果不明显。运动强度可根据公式：最大心率＝210－年龄。每次运动持续的时间为10～30分钟，条件允许者可达60分钟。运动频度指每周运动次数，一般为3～7次。对个体来说，宜先从轻度或中等强度的运动开始，逐渐增加运动量。



根据近30余年的流行病学调查、临床药物试验以及大量的实验研究，人们逐渐认识到，一些心血管疾病如高血压、冠心病、脑血管病除与遗传等因素有关外，更重要的是与生活方式有关。这些与生活方式有关的危险因素，直接影响高血压的发病和预后。目前，在引发高血压的诸多危险因素中，除遗传、年龄和种族等因素无法改变外，其他一些因素是可以通过改变生活方式(如降低体重、限制钠盐、戒烟、限酒等)而改变的。研究表明，通过生活方式指导加上必要的药物治疗，不仅可以使患者的血压得到控制，而且可以减缓人群平均血压随年龄而增长的速度，达到降低高血压、冠心病和脑卒中的发病率的目的。

## 126. 什么是高血压的二级预防？如何实施？

高血压的二级预防是指对于已经发生高血压的患者进行系统的、有计划的、全面的治疗，以预防其病情加重或发生并发症。简单地说，高血压的二级预防就是及时地、正确地治疗。通过逐渐降压治疗，使血压降至正常范围。

要实施二级预防，首先要接受健康教育，增强健康意识，培养健康行为。不论是一级预防或二级预防，健康的生活方式、合理的膳食结构及其他非药物疗法乃是整个治疗必不可少的基础，是治疗成败的关键。因此，对每一个参加一级预防、二级预防的患者来说，第一课必须是健康教育课，只有提高患者自我保健的意识、知识和能力，增强其配合治疗的积极性，充分认识疾病的危害，看到治疗的希望和需要克服的困难，确立长期治疗的思想准备，才能在旷日持久的高血压一、二级预防中取得成功。此外，在坚持长期降压治疗的同时，还要同时兼顾其他危险因素的治疗，如治疗高血脂、糖尿病，控制吸烟，减少饮酒，降低体重，坚持适当运动，保持心理平衡等综合措施，才能取得最佳效果。



## 127. 什么是高血压的社区防治？

高血压的流行是一个群体现象，群体的疾病应该用群体的方法来防治。国内外的经验都表明，控制人群高血压最有效的方法是社区防治。社区防治应采用“高危人群策略”(只对高血压患者进行检出、治疗，减少并发症)和“全人群策略”(对全体人群进行预防，减少发病率)相结合的方法。社区高血压防治的根本目的是在社区人群中实施以健康教育和健康促进为主导、以高血压防治为重点的干预措施，提高整个人群的健康水平和生活质量。其主要目标是在一般人群中预防高血压的发生；在高血压患者中降低血压水平，提高对高血压患者的管理率、服药率和控制率，最后减少并发症的发生。社区防治计划成功的因素在于对公众进行健康教育、对专业防治人员的培训以及对高血压患者防治知识的教育等。

## 128. 进行生活方式指导的具体内容是什么？

进行生活方式指导应包括以下的具体内容：

(1)健康教育与卫生促进。

(2)改变不良的生活习惯，采用健康的生活方式。

(3)注意对高血压患者的检出。

(4)加强随访与复查。

通过各种途径进行健康教育和宣传，以提高各级领导、医疗卫生人员和广大群众对高血压的认识，包括：什么是高血压；测量血压的重要性；不论有无症状血压增高对健康都是有害的；大多数高血压患者需要坚持长期治疗；高血压在一定程度上可以得到预防等。总之，要达到从上到下都能认识到防治高血压的重要性，体现预防为主的卫生工作方针，教育医务人员除重视临床诊断治疗外，也要学会做社区防治工作，使广大群众了解高血压、冠心病、脑卒中的发病原因、危害性以及如何预防等。

## 129. 什么是高血压的非药物疗法？

防治高血压的非药物疗法包括：采用健康的生活方式和合理的膳食结构，改变或消除不利于身体和心理健康的行为和习惯，以达到减少高血压的发病危险，降低已经升高的血压，以及减少高血压的并发症和降低病死率的目的。健康的生活方式具体内容包括：超重或肥胖者应减少总热量的摄入，同时增加运动锻炼和体力活动，以降低过高的体重；吸烟、饮酒者应戒烟、限酒；还要减少精神压力，保持心理平衡等。采用合理的膳食包括：减少钠盐的摄入，减少脂肪、胆固醇含量高的饮食，同时增加含钾、钙、镁的食物，适量补充优质蛋白质食品，多吃蔬菜、水果等。治疗高血压的非药物疗法适用于各型高血压患者，尤其是对轻型高血压患者，单独采用非药物治疗措施可使血压有一定

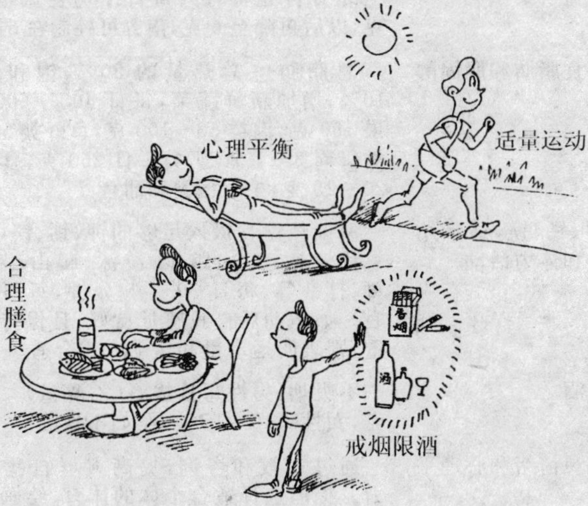

程度的下降。在各种非药物治疗措施中，限制钠盐、减轻体重、增加运动和行为治疗的效果较为肯定。总之，要坚持遵循 1992 年国际心脏病学会议上维多利亚宣言中提出的健康四大基石："合理膳食、适量运动、戒烟限酒、心理平衡"，对防治高血压大有益处。

## 130. 高血压的非药物疗法如何具体实施？

防治高血压的非药物疗法主要是改善生活方式和膳食结构，具体实施归纳如下(表 8-1)。

**表 8-1　防治高血压的非药物措施**

| 措　施 | 目　标 |
|---|---|
| 减肥减重 | 减少总热量摄入，保持膳食平衡，增加运动锻炼，以减肥和降低过高的体重，体重指数保持在 20～24 为宜 |
| 限制钠盐 | 北方首先将每人每日平均食盐量降至 8 克，以后再降至 6 克，南方可控制在 6 克以下 |
| 减少膳食脂肪和胆固醇 | 总脂肪＜总热量的 30%，饱和脂肪＜10%，增加新鲜蔬菜，每日 400～500 克，水果 100 克，肉类 50～100 克，鱼虾类 50 克，蛋类每周 3～4 个，奶类每日 250 克，食油每日 20～25 克，少吃糖类和甜食 |
| 补充钾、钙、镁，适量增加运动和体力活动 | 保证经饮食摄入足够的钾、钙、镁，进行有氧代谢运动，如跑步、游泳、爬山、骑车、跳舞、打拳等，每日 30～45 分钟，每周 5 次左右。如运动后自我感觉良好，且保持理想体重，则表明运动量和运动方式合适 |
| 戒烟限酒 | 不吸烟，男性每日饮酒(乙醇量)＜20～30 克，女性＜10～15 克，孕妇不饮酒 |
| 保持乐观情绪和心理平衡 | 通过宣教和咨询，提高人群自我防病能力。提倡选择适合个体的体育、绘画等文体活动，增加老年人社交机会，保持乐观心态和心理平衡，提高生活质量 |

## 131. 减肥能防治高血压吗?

肥胖与血压增高的关系已比较明确,可能是通过钠摄入增加,血容量增多,血管反应性增高,以及高胰岛素血症所引起的肾小管再吸收钠增加和交感神经活性增强而使血压升高。降低过高的体重对健康以及防治高血压都大有益处。如果在人群中平均体重下降5千克或高血压患者体重减少10%,不仅可使血压有所下降,而且又能增加降压药物的疗效,同时,还可以增强机体对胰岛素的敏感性,有利于控制同时存在的糖尿病等其他心血管危险因素,也有利于降低高血脂以及改善高血压引起的左心室肥厚。减肥的方法,一方面主要是通过控制饮食,减少每日总热量的摄入,强调少吃含脂肪及含(糖类)碳水化合物多的食物,另一方面则需要增加体育锻炼,如跑步、打太极拳、练健美操等。在减肥过程中,还须积极控制其他危险因素,如限盐、限酒和戒烟等则降压效果更为明显。建议体重指数(千克/米$^2$)应控制在24以下。减肥的速度可因人而异,但首次降低体重最好至少达到5千克,以增强减肥的信心。以后再根据自觉症状和有关指标,决定进一步降低体重的速度和目标。那些降低食欲的减肥药物要慎用,因为有些减肥药可使血压升高,甚至有增加心血管疾病和肺动脉高压的危险。

## 132. 戒烟、限酒能防治高血压吗?



吸烟是心血管病的强有力的危险因素,其对健康的危害以及对血压的不利影响已非常明确。烟草中的有害物质尼古丁能使心率加快、血管收缩、血压升高。每吸一支烟,都伴有血压的升高。持续吸烟还可使机体对降压药变得不敏感,从而降低降压药的疗效。因此，对高血压患者来说，戒烟是非常重要的，必须彻底戒烟。研究证明，在所有的年龄组，戒烟后 1 年内心血管病危险明显下降。此外，大量饮酒是高血压的重要危险因素。饮酒与血压水平以及与高血压患病率呈正相关，喝酒量越多，血压水平越高。同时，饮酒可增加机体对降压药的对抗性，影响疗效。因此建议，男性如饮酒，每日饮酒(含乙醇)量应少于 20～30 克，女性则应少于 10～15 克。高血压患者应戒酒。

## 133. 增加运动与活动能防治高血压吗?

适当地有规律地增加有氧代谢运动和体力活动有益于减轻体重、促进身心健康和降低心血管疾病的危险，也有助于防治高血压。与血压正常并积极参加体育活动的人相比，血压正常而采取静息生活方式的人发生高血压的危险增加 20%～50%。每个参加运动的人，特别是中老年人和高血压患者在参加运动前最好全面了解一下自己的身体状况，以决定运动的种类、强度和持续运动的时间。具体运动项目可选择快步走、慢跑步、游泳、爬山、跳迪斯科等。运动强度须因人而异，按照科学的方法进行锻炼。常用的运动强度指标为：运动时的最大心率等于 180 减去静息状态下的心率。必要时，运动强度可在医生指导下制定。运动频度一般为每周 3～5 次，每次持续 20～60 分钟，或可根据运动者身体状况和所选择的运动种类以及气候条件等情况决定。我国广大人民群众喜爱的太极拳和其他传统的锻炼方式，运动量较小，降压作用不甚明显，但可以通过运动使交感神经活性降低而得益。

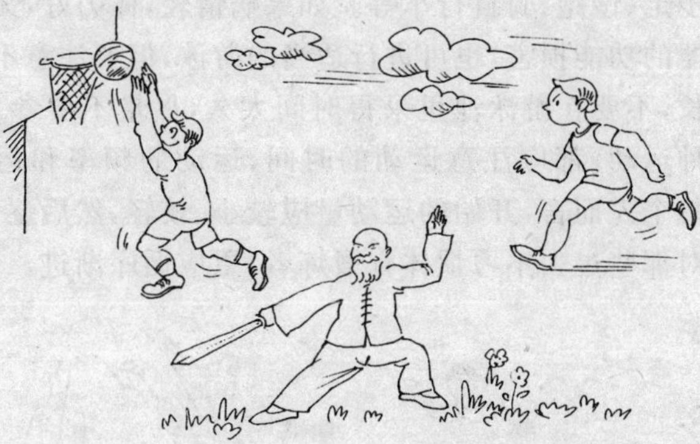

## 134. 高血压患者适宜做哪些运动？

经常坚持适当的有规律的体育运动和体力活动有助于预防和控制高血压，适宜的运动也有利于保持理想的体重和旺盛的精力，这些对于高血压的防治都是有益的。因此，高血压患者应做一些适合本人情况和特点的运动。轻度高血压不影响患者的劳动能力，仍可胜任日常工作，并可参加一些耐力运动，如快走、慢跑、骑自行车、爬山、游泳等，这些运动被证明有降低血压的作用。中等程度的高血压患者仍可胜任一般工作，也就是不超过中等程度的体力活动，但应注意劳逸结合。对于重度高血压，心、脑、肾等重要器官已有损害的患者，其工作能力与体力活动均受到较大的限制。为了不增加这些重要脏器的负担，则不宜做大强度的体育运动和体力活动。对于某些特殊的职业，如飞行员、驾驶员、潜水员、高空或高台作业及重体力劳动者，若患有中、重度高血压，应尽可能调换工种，这不仅有利于患者的康复，而且也避免给工作带来损失。

对于绝大多数高血压患者而言，散步、适合于老年人的保健操和舞蹈、太极拳、气功、门球等都是适宜的。中度高血压患者可以快步走、慢跑、骑自行车等。如果病情轻，体力好，无心、脑、肾等脏器的功能损害，也可进行适当的游泳，但要注意不可游得距离太长，不要在游泳池里呆得时间太久，尽量不要参加冬泳。不论何种运动，都应注意运动的时间，运动的频率和运动的强度。就每个人而言，开始的运动量应较小、较轻，然后逐渐加大，尤其是对那些过去不习惯体育锻炼者，更应循序渐进。

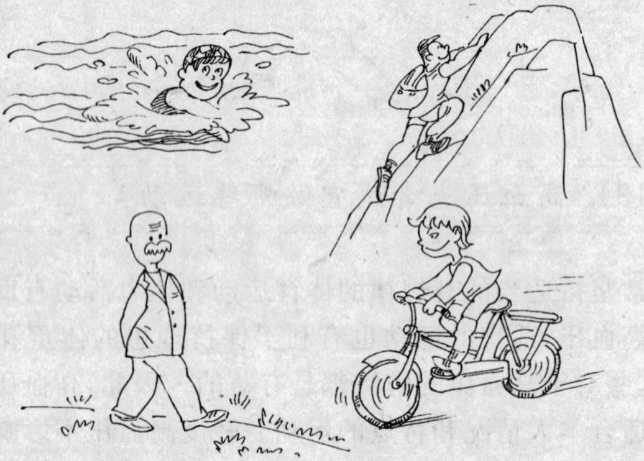

## 135. 气功能降低血压吗？

气功是我国传统的医疗保健方法，是一种心理（行为）治疗。气功是通过意念的诱导和气息的调整，发挥自我调节和自我控制作用，以达到心静、体松、气和而有利于血压的调节。长期的气功锻炼可以使高血压患者的血压控制较好，降压药需用量减少，脑卒中发生率和病死率降低。气功可能是通过中枢神经系统的调节，使交感神经张力减低而起降压效应。20 世纪 50 年代后期，全国各地广泛采用中西医结合的综合疗法治疗高血压，发现气功有降低血压的作用。经过 40 年来的观察表明，气功确有降低血压、稳定疗效、减少用药、改善症状、减少并发症和改善预后的良好作用。上海市高血压研究所对 204 例原发性高血压患者,采用随机分组前瞻性对照研究发现:

(1)在其他治疗的同时,练气功者随访 5～20 年,降压的总有效率为 85%～92%,显效率达 48%～62.8%;而对照组(即未做气功者)分别为 66.7%～69.1%与 21%～27.9%,练气功组明显优于对照组。

(2)20 年随访期间,练气功组累计总病死率为 17.3%,高血压并发症的病死率为 13.5%;而对照组分别为 32%与 27%。此外,练气功组脑卒中的发生率和病死率分别为 16.4%与 11.5%,而对照组分别为 30%与 23%。因此,气功锻炼可使心脑血管并发症的发生率与病死率明显减低。

## 136. 太极拳能降低血压吗?

太极拳也能降低血压。太极拳要求形正体松、舒意自然、匀缓圆活、协调连贯、全神贯注、用意轻运、吐纳适度、轻灵活泼。整个运动过程要求“意”、“气”、“形”三者合一。有人观察 42 例高血压患者,在药物治疗相对恒定的基础上进行太极拳锻炼,1 年后约 80% 以上的患者自觉症状改善,降压总有效率为 64.2%,显效率为 21.4%。打太极拳是一种独特的锻炼方法,其运动强度不大,而且安全有效,适合于中老年高血压患者或其他心血管病患者的保健锻炼。



## 137. 控制精神紧张能防治高血压吗?

随着经济的进一步发展,各行各业的社会竞争也日趋激烈,人们的工作和生活节奏明显加快,这种长期的精神高度紧张、思想压力过重以及时常出现的心情抑郁、心理失衡都是引起高血压和其他一些疾病的重要原因之一。这种不良的精神状态使许多人难以保持健康的生活方式，如遇到不愉快的愁事、难事、烦心事时就常吸烟解愁、酗酒解忧等，这对高血压的防治极为不利。因此，对于精神高度紧张、工作过度劳累的人，应设法改变他们的工作和生活方式，如按时作息、劳逸结合、有张有弛，避免过度疲劳。对于精神压力过重、思想不愉快、心理不平衡的人，要耐心地劝导，改变他们的精神面貌，帮助他们多参与社交活动和体育锻炼以及书法绘画等，在社团活动中倾诉心中的困惑，得到周围人的理解、劝导和帮助，从而使自己摆脱困惑，解除烦恼，精神愉快，达到心理平衡。在健康四大基石中，心理平衡最为重要，也最难达到。因此，要培养自己胸怀开阔、大度宽容、不计小事的乐观主义精神，做到有事助人为乐、凡事知足常乐、事中自得其乐。要做到这三个“乐”，就必须做到三个“正确”：即正确对

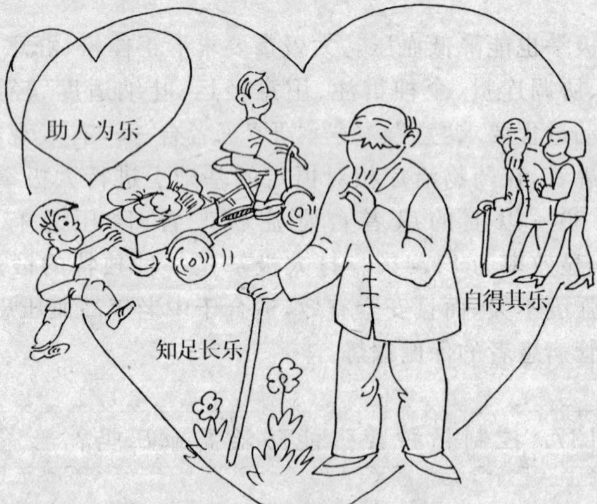


待自己，正确对待他人，正确对待社会；既要尽心尽力奉献社会，

又要尽情品味快乐人生；既要在事业上有颗进取心，又要在生活中有颗平常心；既要认真负责努力干好本职工作，又要尽情享受丰富多彩的业余生活。正如一位名人所言："没有紧张，没有烦恼，就没有高血压。"

## 138. 高血压患者的膳食处方？

(1)将膳食中的盐减少至平均每日4～6克。

(2)增加含钾、钙丰富的新鲜蔬菜、水果及豆类制品。

(3)控制膳食中的总热量（如谷类主食）及脂肪含量，禁止吃油炸食品、甜食、巧克力等一切零食。一日三餐的热量分配为：早餐40%、中餐40%、晚餐20%。

(4)改变动物性食物以猪肉为主的习惯，增加禽类及鱼类等含蛋白质丰富而含脂肪较低的动物性食物。

(5)每日喝牛奶250克，每周吃鸡蛋不超过4个。

(6)不饮白酒或限制饮酒，每日饮酒精量＜20克。

## 139. 高血压患者的生活保健

在日常生活中，许多因素都可以影响血压。因此，高血压患者应注意避免不良因素的作用，以增强降压治疗的效果。

高血压患者应注意以下几个方面：

(1)气温：寒冷会使血压升高，并导致高血压并发症的发生率上升，这在气温骤降时尤为明显。因此，高血压患者应在季节转换时，特别是冬季做好自身保暖。

(2)情绪：要心情愉快、精神松弛、情绪稳定、生活规律、避免过度紧张和疲劳、避免不良的精神刺激和情绪激动，要性情开朗、豁达大度、勿急勿躁、心理平衡。

(3)运动:适当地参加体力活动、坚持有益的健身运动可以扩张血管、减轻体重、锻炼心肌、降低血压。不应因过分担心自己的病情而长期卧床或久坐不动,要在力所能及的范围内进行运动锻炼,但也不要过于剧烈,要量力而行。如散步、快走、慢跑、骑自行车、打太极拳、练气功、游泳、爬山等。运动时要排除杂念,身心放松,有利于降压。

(4)睡眠:充分的休息与足够的睡眠有利于降低血压。要早睡早起,起床或改变体位时动作要慢,不要猛起,比如由睡眠中醒来先静卧几分钟,坐起几分钟,然后再下床活动,避免起床过猛引起头晕甚至晕倒。

(5)体重:降低体重有助于减轻心脏负担和降低血压,而超重与肥胖不仅常伴有血脂异常、糖耐量异常,也易于促发动脉粥样硬化。

(6)环境:安静、幽雅、舒适的环境不仅能陶冶情操,更有利于养病治病。所以,应尽可能创造一个良好的居室、家庭及社区环境,有利于高血压的治疗。

(7)饮食:调整饮食结构,限制钠盐摄入,少吃油腻及甜食,多吃新鲜蔬菜及水果,减少猪肉、鸡蛋,增加鱼类、禽类、豆制品及牛奶的摄入。

(8)生活习惯:养成良好的生活习惯,注意劳逸结合,戒烟限酒。

## 140. 高血压患者的自我保健



(1)得了高血压首先要正确对待,既不要满不在乎、不接受治疗,也不要过于紧张、产生思想压力,应积极与医生配合,在医生的指导下,进行正确合理的治疗。

(2)患有轻度高血压的患者,首先应采取非药物治疗措施,包括改变不健康的生活方式，采用结构合理的膳食，控制过高的体重，戒烟限酒，适当参加运动，注意劳逸结合，保持心理平衡等。在非药物治疗效果不佳时，应在医生指导下服用降压药物。一般先从小剂量开始，逐渐增加剂量，直到能够满意地控制血压，并坚持长期服用。

(3)治疗过程中应定期到医院复诊，听从医生的指导意见，并向医生咨询自己的病情和诊疗问题。

(4)不要自行更换药物，更不要随意停药。更换药物应在医生指导下进行。

(5)最好自己备有血压计和听诊器，以便随时自测血压，观察并记录血压的变化。血压稳定时最好也要每天测量血压 2 次，早晨起床和晚上睡前各测 1 次。

(6)大多数高血压患者需要终生服药治疗，要充分认识坚持长期服药的重要性。做到每天按时服药，不要因工作繁忙或其他事情而漏服。一定要记住，宁肯少吃一顿饭，不可漏服一次药。

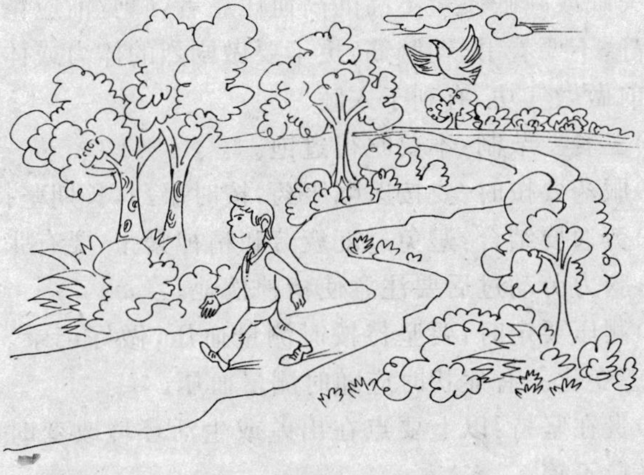

(7)外出旅游或出差时一定要把药物带在身边，坚持按时服

用。

(8)外出上班或参加其他活动时，如突然感到头痛头晕、心慌胸闷、眼前发黑，应立即停止活动，就地坐下或躺下休息，防止跌倒以及发生其他意外。有条件时可立即测量血压，做心电图检查，必要时及时到医院就医诊治。

## 141. 高血压患者的保健处方

规律的生活方式有利于降压及血压的稳定，而生活无度、起居无常不但不利于降低血压，还必然会引起血压的波动。因此，在高血压患者的保健中，医生应帮助患者制定出切实可行的作息程序表，自觉执行，应做到以下几点：

(1)作息要定时：早睡早起，按时作息，有利于降压。

(2)活动要规律：定时有规律的进行活动，不可长时间卧床或久坐不动，活动的方式及活动量都要适当并相对固定。

(3)睡眠要充足：保持充足的高质量的睡眠有利于降低血压。对失眠或睡眠质量不高的高血压患者，睡觉前应精神松弛，心情平静，不要看书、动脑筋，更不要做剧烈的体力或体育活动，可在睡前做做气功，有利于入睡。

(4)三餐要节制：不要吃得过饱。

(5)服药要按时：要按医嘱服药，按时服药，长期坚持。

(6)劳逸要结合：避免过度疲劳和精神紧张，要有张有弛，劳逸结合，脑力劳动过后要注意使精神松弛。



(7)测压要定时：要坚持按时测量血压，做好记录。观察血压的动态变化。有症状时应随时测量血压。

(8)贵在坚持：以上要点在出差或生活环境改变时，应尽量遵守，坚持不辍。

# 第9章 高血压的饮食疗法和药膳

## 142. 合理的膳食能防治高血压吗？

合理的膳食有助于防治高血压。据国家“八五”攻关课题研究，对我国 14 组人群 146.6 万人的检测及 2 万余人的队列随访研究发现：每日多进食肉类 50 克，或糕点 50 克，或蛋类 50 克，则血胆固醇将分别升高 9.8 毫克％、22.5 毫克％、31.1 毫克％。

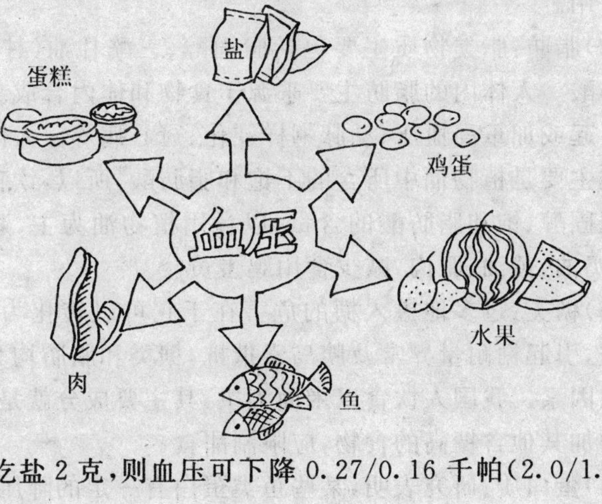


每日少吃盐 2 克，则血压可下降 0.27/0.16 千帕(2.0/1.2 毫米

汞柱)。每日多进食鱼类 50 克或水果 50 克,则收缩压和舒张压分别有不同程度的下降。

著名的日本-檀香山-旧金山研究表明:同是日本人,随着膳食由东方型-混合型-西方型的转化,血胆固醇由低变高,冠心病发病率也同步由低变高。不论何种民族,凡进食全素膳食者,血胆固醇均普遍降至低水平,高血压冠心病的发病率也降至低水平。

## 143. 高血压患者的饮食应怎样合理安排?

高血压患者合理安排饮食有助于降低血压。重要的是膳食结构应当合理,主要有以下几个方面:

(1)食盐:高血压患者首先要讲究饮食清淡。食盐中的钠可以引起血压升高,降低药物疗效。食盐摄入量应该限制在每日 5 克左右,而我国华北地区平均每人每天摄入食盐量约为 15 克,大大超过了标准。其他含钠较多的食品如酱油、味精等都要限制食用。

(2)脂肪:脂类物质主要包括胆固醇、三酰甘油(甘油三酯)和脂肪酸。人体内的脂肪主要来源于食物和体内合成。血脂过高会引起或加重高血压、动脉粥样硬化、冠心病等。人体必需的脂肪酸主要是植物油中所含的不饱和脂肪酸,所以,饮食中应该控制胆固醇、饱和脂肪酸的含量,以食用植物油为主,避免食用猪油、奶油、黄油、肥肉,减少食用鸡蛋黄。



(3)糖类:过多地摄入糖的危害在于它可以转化为脂肪,增加体重,引起糖耐量异常及胰岛素抵抗,糖类和脂肪均为冠心病的危险因素。我国人饮食以米面为主,其主要成分就是糖,故不应再增加其他含糖高的食物,应限制甜食。

(4)蛋白质:研究表明,某些鱼类蛋白有一定的降压作用,而其余动物蛋白则有一定的升压作用。故可增加鱼类、鸡鸭等禽类食物，减少食用猪肉、鸡蛋等。

(5)微量元素：钾、镁离子有降压作用，应增加含钾高的食物，如油菜、菠菜、香菜、木耳、香菇等，多喝含钙高的牛奶。

(6)纤维素：提倡多吃新鲜蔬菜、水果，特别是含纤维素多的蔬菜。因为纤维素不被人体消化吸收，反而可以吸附肠道内的有害物质，刺激肠道蠕动，具有通便作用。

(7)烟、酒、茶、咖啡：吸烟可以导致血管痉挛，血管内皮细胞损伤，血脂代谢紊乱及血压升高。吸烟者发生心脑血管病的危险性较不吸烟者高出数倍，因此应禁止吸烟。白酒、啤酒因含酒精多，热量高，最好戒除。茶和咖啡均含有兴奋性物质，过多饮用影响休息，也不利于降压治疗。

## 144. 限制食盐能防治高血压吗？

研究表明，减少和限制钠盐的摄入有助于防治高血压。流行病学资料显示，钠的摄入量与血压水平呈正相关。但不同的个体对钠的摄入量反应也不同。老年人、高血压患者或糖尿病患者对食盐量的反应要比其他一般人群敏感。

临床试验表明，钠摄入量减少 75～100 毫摩尔，在数周或数年内可降低血压。这一作用对于老年人和高血压患者更为明显。减少饮食中钠的摄入量还可以减少降压药物的用量，缓解利尿剂导致的低血钾，可能减轻左心室肥厚，以及通过减少尿钙的排出预防骨质疏松和肾结石等。世界卫生组织建议，每人每日食盐量不应超过 6 克。而我国居民食盐摄入量每人每天为 10～15 克，膳食中的钠盐约 80%来自于烹调和含盐高的腌制品。因此限盐首先要减少烹调用盐和含盐高的调料，少食各种咸菜及盐腌食品，并务必长期坚持低钠饮食。

## 145. 减少膳食脂肪能防治高血压吗?

血脂异常是冠心病的主要独立危险因素。对于有血脂增高的高血压患者,在充分治疗高血压的同时,应注意对高脂血症进行饮食和药物干预。有的流行病学资料显示,即使不减少饮食中的钠盐和不降低体重,如能减少膳食脂肪,将脂肪控制在膳食总热量的25%以下,连续40天,可使男性收缩压和舒张压下降12%,女性下降5%。此外,我国北京和广州的一组流行病学资料对比显示,广州男女工人血压均值、高血压患病率明显低于北京。这除了与北京居民饮食中摄取钠盐及脂肪较多有关以外,还可能与广州人膳食蛋白质特别是鱼类蛋白质比例较高有关。因此,减少膳食中的脂肪,补充适量的优质蛋白质,有助于防治高血压。建议改善动物性食物结构,减少含脂肪高的猪肉,增加含蛋白质较高而脂肪较低的禽类或鱼类。以蛋白质占总热量的15%左右,动物蛋白占总蛋白的20%为宜。

## 146. 多吃蔬菜和水果能防治高血压吗?

资料表明,增加钾的摄入量可预防高血压,并有利于高血压患者的血压控制。钾摄入量不足可使血压升高。因此,应提倡从食物(蔬菜和水果)中摄取足量的钾。如果在使用利尿剂治疗高血压期间出现低血钾,则应补充钾盐或使用保钾利尿剂。

此外,研究还证明,多吃新鲜蔬菜和水果以及减少脂肪食物的摄入之所以有利于防治高血压,其原理可能是基于蔬菜、水果的食物纤维和低脂肪的综合作用。

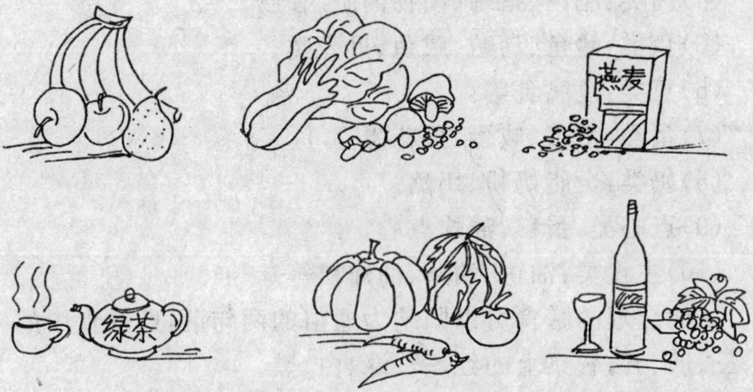


## 147. 什么是结构合理的膳食?

不合理的膳食结构在高血压的发病中起着重要的作用。例如进食钠盐过多、含钾和钙的饮食过少,进食高脂肪及高胆固醇饮食过多以及饮酒过多等都是引发高血压的重要膳食因素。所以,高血压患者选择合理的膳食十分重要。膳食结构合理往往有助于降低血压,反之,则会使高血压的病情加重,血压不易控制。

高血压患者比较适宜的食物:

(1)水果、蔬菜:以新鲜的为好。

(2)食用油类:以豆油、花生油、菜籽油等植物油为好。

(3)肉类:最好选用新鲜的瘦肉部分。

(4)蛋类:如鸡蛋,每天不要超过 2 个。

(5)奶类:以脱脂奶为宜。

高血压患者不太适宜的食物:

(1)水果类:橄榄蜜饯、盐渍水果。

(2)蔬菜类:罐头,腌制萝卜干、梅干菜、雪里蕻。

(3)油脂类:猪油、牛油、羊油、鸡油、奶油、椰子油、橄榄油。

(4)肉类:肥肉、猪蹄、动物内脏、香肠。

(5)鱼类:鳗鱼、乌贼、咸鱼、贝壳类。

(6)豆类:豆腐乳等。

(7)蛋类:蛋黄、咸蛋、松花蛋。

(8)奶类:全脂奶粉、奶酪。

(9)点心类:蛋糕、油炸点心。

(10)主食类:油饼、油条、油炸糕等。

结构合理的膳食可以归纳为通俗的两句话:即膳食中的一、二、三、四、五;餐桌上的红、黄、绿、白、黑。

1. 膳食中的一、二、三、四、五

①"一"指每日饮1袋牛奶,内含250毫克钙,可以有效地改善我国国民膳食中钙摄入量普遍偏低的现象。如有牛奶不耐症,可用酸奶、低乳糖奶或2倍的豆浆代替。

②"二"指每日摄入糖类250～350克,即相当于主食300～400克,可依个人胖瘦情况而增减。

③"三"指每日进食3～4份高蛋白食物,每份指:瘦肉50克;或大鸡蛋1个;或豆腐100克;或鸡鸭100克;或鱼虾100克。以鱼类、豆类蛋白较好。

④"四"指四句话:有粗有细(粗细粮搭配);不甜不咸(广东型膳食每日摄盐6～7克;上海型8～9克;北京型14～15克;东北型18～19克。以广东型最佳,上海型次之);三四五顿(指在总量控制下,分餐次数多,有利于防治糖尿病、高血脂);七八分饱。



⑤"五"指每日500克新鲜蔬菜及水果,是预防多种癌症的有效措施。当然,配餐时可用适量烹调油、干果及调味品等。

2. 餐桌上的红、黄、绿、白、黑

①红:若无禁忌证,每日可饮少量红葡萄酒50～100毫升,有助于升高高密度脂蛋白及活血化瘀,预防动脉粥样硬化。

②黄：指黄色蔬菜如胡萝卜、红薯、南瓜、西红柿、西瓜等，内含丰富的胡萝卜素，对儿童及成人均有重要的提高免疫力，减少感染和肿瘤发病机会的作用。我国国民膳食中普遍缺乏胡萝卜素。

③绿：指绿茶及深绿色蔬菜。饮料以茶最好，茶以绿茶为佳。据中国预防医科院研究，绿茶有明确的抗肿瘤、抗感染作用。品茗又能调适身心、陶冶性情。晨起清茶一杯，一日神清气爽。

④白：指燕麦粉或燕麦片。北京心肺研究中心证实，每日吃燕麦片 50 克，平均血胆固醇下降 1.01 毫摩尔/升，三酰甘油（甘油三酯）下降 2.1 毫摩尔/升。对糖尿病患者效果更显著。

⑤黑：指黑木耳。研究指出，黑木耳每日 5～15 克能显著降低血黏度及血胆固醇含量，有助于预防血栓形成。

膳食结构正如文化艺术一样，并无固定模式，但若参照上述内容，则有助于制定适合个人的健康食谱。

## 148. 什么是药食同源和食疗药膳？

古人云："民以食为天"。就是说，人生下来就要吃饭，或者说人要活着就要吃饭，而食物则是人类赖以生存的必不可少的物质。从祖国医学发展的历史来看，药物的发明、发现与人类寻找食物的活动有着密切的联系。我们的祖先在争取生存和繁衍、寻找食物和开拓食物来源的活动中，曾经遍尝各种草木花果和虫兽，知其滋味甘苦，明其有毒无毒，进而明宜忌、知避就，逐渐发明了医药。"神农尝百草"的故事，其初衷与其说是为了寻找草药防病治病，倒不如说是为了寻找食物充饥果腹更为确切，故有"医食同源"或"药食同源"之说。

根据祖国医学的理论，药物可分为四气五味。药物之所以能治病，乃是因为它们的性味多有所偏颇。食物也同样具有不同的偏性，它们也分别具有寒、热、温、凉“四气（四性）”和酸、苦、甘、辛、咸“五味”，因此，食物也能治病。那些五谷杂粮、蔬菜、瓜果、鱼肉等，食之得法，都能有益健康。如《皇帝内经》说：“五谷为养，五果为助，五畜为益，五蔬为充”。实际上人们早期用于治病的中草药方剂中，有许多药物原本就是某种食物。我国古代对饮食保健和食物疗疾作用的研究源远流长。先辈们经过长期的实践，不断积累和总结经验，形成了通过饮食调养以防治疾病的一整套理论和方法，这就是我们今天所说的食疗和药膳。高血压患者如能经常进行一些食疗和药膳，这对疾病的康复定有裨益。

## 149. 食疗和药膳是怎样治病的？

祖国医学的理论认为，食物与药物一样也可分为四气五味，因此，食物疗疾与药物治病是同一道理。如：寒性、凉性的食物能清热泻火、解毒平肝，主治热证、阳证；温性、热性的食物有温中散寒、补阳益气的功效，主治寒证、阴证；辛味（包括麻、辣、芳香味）的食物有发散、行气、活血、通窍、化湿等功能，主治外感表证、气滞、血瘀、窍闭、湿阻。甘味食物有补益、和中、缓急等功能，主治虚证、脾胃不和、腹痛拘急等。酸（涩）味食物有收敛、固涩作用，主治虚汗（自汗、盗汗）、久咳、气喘、久泻、遗精、白浊等。苦味食物有清热泻火、止咳平喘、泻下等功能。咸味食物则有软坚散结的作用，主治瘰疬、痰核等证。

## 150. 高血压患者的食谱药膳简介

可供高血压患者选择食用的食谱药膳可分为药粥类、主食点心类、菜肴类和汤羹类等。在日常生活中使用这些药膳食谱时要注意将粥、菜、糕点、汤羹等进行合理的搭配和交替食用，花色品种经常更新，以使食用者保持较好的食欲。同时要注意合理使用调味品，以使药膳食品有较好的口感和味道，还要注意食物配伍的宜忌等。这样，食用药膳即能防病治病，保健养生，又能让人尽情品尝美味佳肴，体会快乐人生。

**(1)药粥类：**

### 海参粥

海参15克，大米60克，葱、姜、盐适量。将海参发胀洗净，切成小块；将大米淘净，放入锅内，加入海参、葱、姜、盐、清水适量，熬熟即成。每日1次，宜常食。功能：滋阴润燥，且不伤脾胃。主治高血压伴头晕目眩，疲乏困倦，口燥便秘，咽干低热、惊悸失眠等。

### 枸杞粥

枸杞子30克，大米100克。将枸杞子洗净，大米淘净，一同放入锅中，加水适量；将锅置火上烧沸，用文火熬煮成粥即可。每日1次，宜常食。功能：滋阴补肾，且不伤脾胃。适用于高血压头昏头痛，眼花耳鸣，惊悸冷汗，腰膝酸软，潮热咽干，夜尿频多，或梦遗，唇舌红，苔少，脉沉细数。

### 桑葚粥

桑葚(干)40克，粳米100克。先将干桑葚捡净，烘干后研成粉，备用。粳米淘净，放入沙锅，加水煮至粥将成时，调入桑葚粉，拌匀后，以文火煨煮15分钟即成。每日1剂，早、晚2次分服。本方功能：滋阴养血，补益肝肾，具有降血压作用。适用于各类高血压，对肝肾阴虚型高血压尤为适宜。

## 地黄粥

鲜地黄30克，大米50克，酥油、白蜜适量。地黄切片，放入锅中，大米淘净。将锅置武火上烧沸，加入大米同煮。快熟时加入酥油、白蜜煮熟即成。每日1次，宜常食。功能：滋阴健中，主治肝肾阴虚型高血压。

## 大力粥

牛蒡子根50克，粳米100克。同入沙锅煮成粥，每日1剂，分2次食用。常服可治疗高血压及预防脑卒中。

## 菠菜粥

菠菜适量，粳米50～100克。菠菜入沸水中烫数分钟，捞出切小段，同粳米煮粥，早、晚餐温热服食。本方出《本草纲目》，功能：治疗高血压。

## 葛根粥

葛根粉30克，粳米100克。粳米淘净后放入沙锅，加水适量，大火煮沸至粥将成时调入葛根粉，改用文火煨煮15分钟即成。每日1剂，早、晚2次分服。本方功能：平肝熄风、清热解痉。主治各类高血压，对高血压患者伴有头痛、颈项强痛不舒者尤为适宜。

## 荷叶粥

鲜荷叶1～2张（或干品30克），糯米100克。先将荷叶煮水，去荷叶取汤，放入糯米，慢火煮至烂熟。荷叶甘平微苦，功能清暑益气、升阳醒脾，现代药理研究证实有扩张血管、降血压作用。本方适宜于年老体弱、肥胖型高血压，或脑卒中后遗症者调养。

## 双耳粥

白木耳、黑木耳各10克，粳米50～100克，冰糖适量。黑、白木耳水发，除去蒂柄，切成小碎块，与粳米一同煮粥，加入冰糖即可。早、晚食用，有降血压之功效。

## 芹菜粥

芹菜（连根）、粳米各60克。将芹菜洗净切碎，与粳米同煮粥。每日早、晚餐服食，连服7～8天。主治高血压。

## 桃仁粥

桃仁10～30克，粳米60～100克。桃仁去皮尖，研碎，与粳米同煮为粥。或将桃仁加水研汁去渣，粳米煮粥，熟后兑入桃仁浆汁，再煮沸片刻即可。早、晚空腹食用。可酌加白糖或红糖。主治高血压。孕妇及大便稀溏者不宜用。

## 黑木耳粥

黑木耳5克，红枣5枚，大米100克，冰糖适量。将黑木耳发胀，洗净撕碎，放入锅内；大米、红枣洗净后也放入锅内，加水适量。将锅置于火上烧沸，文火炖熬至黑木耳烂，加入冰糖汁即成。本品可作主食，每日1次。功能：养阴健脾益气，主治高血压伴头胀、烦热、口苦、目赤、大便或干或稀、尿黄、不思饮食、疲乏等。



## 豌豆粳米粥

豌豆50克，粳米50～100克。将豌豆、粳米淘净，入锅加水，煮沸成粥即可。主治高血压。

### 茭白香菇粥

茭白100克，香菇15克，猪肉末50克，粳米100克，调料少许。茭白去皮切细丝，香菇水发切条。与粳米一起煮粥，半熟时加入肉丝，粥热后加入味精、盐少许，即可服食。主治高血压。

### 车前玉米粥

玉米粉适量，车前子15克，粳米60克。车前子用布包，煎煮取汁，去布袋，可加适量水，入粳米煮粥，玉米粉用冷水掺和，调入粥内煮熟吃。每日1剂。主治高血压。

### 决明降压粥

决明子10～15克，粳米60克，白菊花10克，冰糖适量。决明子炒至微有香气，取出，待冷后与白菊花同煮，取汁去渣，入粳米煮粥。粥将成时，加入冰糖，再煮一二沸。每日1次，5～7天为1个疗程。大便泄泻者不宜用。

**(2)点心类：**

### 橘红糕

橘红粉30克，白糖200克，米粉500克。将橘红粉与白糖混匀做馅备用。将米粉用水浸润，撒在蒸笼的屉布上，盖好盖，用武火蒸15～20分钟，待冷再摊在洁净的屉布上，用刀压平，撒上橘红馅，上面再撒一层米粉，压实。把糕切成长4厘米、宽3厘米的小块即成。本品可作点心食用，每次50～100克。功能：祛痰化浊，健脾和中。主治痰湿内阻型高血压。

### 橘红糖

橘红细粉100克，白糖100克。将白糖倒入锅内，加水适量，置文火上煎熬至稠时，加入橘红细粉调匀，再继续煎熬至用锅铲挑起成丝状时，停火。将糖倒入涂有熟菜油的盘内，摊平，稍凉，用刀划成条，再划成小块即成。每日 2 次，每次 25～50 克，或作点心食用。功能：祛痰润燥。主治：高血压伴头晕目眩，食欲不振，困倦无力，少气懒言，痰多脘痞，大便稀溏等。

## 玉竹麦片

玉竹 15 克，燕麦片 100 克，蜂蜜适量。玉竹冷水泡发，煮沸 20 分钟后沥出汁，再加清水煮沸 20 分钟。取 2 次汁水，加入麦片，用文火熬煮成稠粥状，加糖食用。本方功能：清热熄风。主治高血压、动脉粥样硬化、冠心病及心力衰竭等。

## 芝麻核桃粉

黑芝麻 200 克，核桃粉 300 克，红糖 50 克。将黑芝麻捡去杂质洗净，晒干，炒熟，趁热研成细粉，调入核桃粉、红糖，拌匀即成。每日 2 次，每次 10 克，温开水送服。功能：滋补肾阴肾阳，润燥降压。主治阴阳两虚型高血压。

## 山药芝麻糊

山药 15 克，黑芝麻 120 克，大米 60 克，鲜牛奶 200 毫升，玫瑰糖 6 克，冰糖 120 克。将大米洗净，用清水泡 1 小时，捞出沥干，山药切成小粒，黑芝麻洗净，沥干水，炒香。将以上三物放入容器内，加水和牛奶拌匀。磨碎后，滤出汁待用。锅中加入清水，放入冰糖，溶化后过滤；将冰糖水放入锅中，继续烧沸后，将芝麻水慢慢倒入锅内，加入玫瑰糖，不断搅动成糊，待煮熟后，起锅装碗即成。每日 2 次，每次 50～100 克；或作点心食用。功能：滋阴补肾，主治高血压伴头昏头痛，眼花耳鸣，盗汗潮热，腰膝酸软，神疲困倦等。

### 萸肉枣柿饼

柿饼30克，红枣30克，山茱萸肉10克，白面100克。将柿饼去蒂，切块；红枣去核，掰开，与山茱萸肉共同捣碎，拌匀烘干，碾成细粉，与白面拌匀，加水适量调和，然后做成小饼，放入热油锅内，烙熟即成。本品可作点心食用，每日2次，每次50～100克。具有滋阴、清热、健脾功效，主治高血压伴头昏耳鸣、目赤面红、口苦咽燥、腰膝酸软、便干尿黄、少寐多梦等。

### 地龙鸡蛋饼

鸡蛋2枚，活地龙5条。将地龙放入盆内，加清水适量，浸泡3日，使排出体内污物，捣碎，与鸡蛋和匀加入适量白面粉做成薄饼，油煎熟，顿服，隔日1次。功能：平肝风，降血压。主治肝风内动型高血压(头晕目眩)。

**(3)菜肴类：**

### 姜汁菠菜

菠菜250克，姜汁、菜油、盐、白糖、醋适量。菠菜洗净，入沸水烫一下，断生捞起，沥干，晾冷。菠菜入盆加姜汁、油、盐、白糖、醋拌匀即成。功能：养阴血而不伤脾胃。主治：高血压伴头昏头痛，面红目眩，尿黄，心悸等。

### 拌绿豆芽



绿豆芽250克，香油、盐、味精适量。豆芽去根洗净，入沸水烫至断生捞起，趁热放盐拌匀摊开晾冷沥干。将豆芽、盐、味精、香油入盆拌匀即成。功能：清热解毒，降火利尿。主治：高血压伴头胀头痛、眩晕、面赤、小便短黄。

## 芹菜拌豆腐

鲜芹菜250克，豆腐250克，香油、食盐适量。将芹菜洗净放入沸水锅中微煮，凉后切节，加入香油、食盐与豆腐拌合即成。功能：平肝清热，去痰和中。主治：高血压伴头痛头晕、面红目赤、胸脘痞闷、恶心呕吐。

## 马兰草拌海带

马兰草(马兰头)250克，海带50克。先将马兰草捡杂洗净，入沸水锅焯烫至色泽泛青，质软柔嫩，取出后沥水，备用。海带用温水浸泡12小时，洗净后，入沸水锅焯烫10分钟，取出切小斜块或丝条状，与马兰草同放入大碗中，加精盐、味精、红糖(或白糖)、麻油，拌和均匀即成。功能：滋补肝肾。主治肝肾阴虚型高血压。

## 黑芝麻拌枸杞叶

黑芝麻50克，枸杞叶250克。先将枸杞叶捡杂洗净，入汤锅焯烫10～15分钟，取出沥干，备用。黑芝麻捡净，入炒锅，微火炒香，趁热研成细末，调和在枸杞叶内，加精盐、味精、白糖、麻油，拌匀即成。功能：滋补肝肾。主治肝肾阴虚型高血压。

## 白雪西红柿

西红柿6只，鸡蛋清6只。西红柿洗净沸水泡后，切片置盆中。蛋清加上调料，用力打松至起泡涨发。植物油烧熟，再冷至六成热，倒入蛋清划开，见凝结即浇于西红柿上。佐餐食用。主治高血压伴眼底出血。

## 木耳海带拌芹菜

嫩芹菜梗200克，水发海带100克，水发黑木耳50克。海带、黑木耳切丝，用沸水焯熟；芹菜梗切段，沸水中煮2～3分钟捞起。各料冷却后，加麻油、精盐、白糖、味精各适量，拌和食用。主治高血压。

## 香芹醋花生

红衣花生仁500克，食醋各适量。将花生仁浸泡在食醋中密封1周以上，时间越久越好。用时取花生仁适量，香芹菜适量，切段，沸水焯熟，与花生仁同拌，加适量麻油调味。佐餐食用。主治高血压。

## 海带炝木耳

水发海带100克，水发黑木耳250克。海带洗净，切细丝；木耳也切成细丝。菜油烧热爆香蒜茸、葱花，倒入海带、木耳丝，急速翻炒，加盐、味精、糖等调料，起锅前淋上麻油。经常食用，可防治高血压。

## 糖醋萝卜丝

红圆根萝卜250克，盐、红油、白糖、葱丝、醋各适量。萝卜洗净，去须头，切粗丝入盆放盐和匀。将萝卜丝码盐约5分钟至蔫，轻轻挤干，倒去涩水，抖散加盐、葱丝、白糖、红油、醋拌匀即成。佐餐常吃。功能：健脾、化湿、去痰。主治痰湿内阻型高血压。

## 菊花鸡丝煲

菊花30克，鸡脯肉300克，火腿丝25克。先将菊花洗净，选出外形完整的花瓣 10 克,用沸水稍泡片刻,捞出备用。余下的菊花入沙锅,加水浓煎 20 分钟,过滤取药汁浓缩至 50 毫升。将鸡脯肉除去白筋,洗净,剖片后切成细丝,用蛋清、水淀粉调成糊抓匀上浆。锅置火上,加植物油烧至六成热时,放入鸡脯丝、火腿丝,急溜划开,加料酒后再翻炒片刻,加水适量,倒入药汁,改用文火同煲 30 分钟,待鸡丝、火腿丝熟烂时,加菊花瓣、精盐、味精、麻油,拌和均匀即成。本方佐餐当菜,随意服食。功能:滋养肝肾,泻火降压。主治肝火上炎、肝肾阴虚型高血压。

### 决明牡蛎煲

石决明 30 克,牡蛎 150 克。先将石决明敲碎,洗净,放入多层纱布袋中,扎口。将牡蛎肉洗净,切成片,与药袋同入沙锅,加水用大火煮沸,加料酒、葱花、姜末,改用文火煨煲 1 小时,待牡蛎肉熟烂,取出药袋,加精盐、味精各少许,调匀即成。本方佐餐当汤,随意服食,有平肝潜阳、降火降压之功效。主治:肝阳上亢型高血压。

**(4)汤、羹类:**

### 草鱼冬瓜汤

草鱼 250 克,冬瓜 500 克,葱、姜、精盐、鸡汤各适量。将草鱼去鳞及内脏、洗净,放入锅中。将冬瓜去皮,去瓤,切成块与葱、姜、盐一起放入鱼锅,加入适量鸡汤,煮至鱼熟烂即成。吃鱼喝汤,每天 1 次。功能平肝、补中、利水、祛风。主治高血压伴头晕、乏力、体倦、食欲不振、下肢水肿。

### 二花鲫鱼汤

菊花、槐花各 10 克,鲫鱼 1 条(约 250 克)。先将菊花、槐花分别洗净,放入碗中备用。鲫鱼剖杀去杂洗净,将绍酒、酱油轻抹鱼身，放置片刻，入沙锅，加清汤适量，大火煮沸后，加葱花、姜末，改用文火煨煮20分钟，加菊花、槐花，继续煨煮10分钟，加精盐、味精各少许，煮沸即成。功能：平肝潜阳、泻火降压。主治各种高血压，尤适宜于肝阳上亢、肝火上炎型高血压。

### 首乌鸽蛋汤

制首乌30克，生地黄、熟地黄各15克，鸽蛋4枚。将制首乌洗净切片，与生地黄、熟地黄加水浸透，同入沙锅，加水适量，放入鸽蛋，共煎至蛋熟，去壳，再回入原汤中，煮沸20分钟，过滤去药渣，取出鸽蛋放入汤汁即成。每日1剂，早、晚2次分食，吃鸽蛋饮汤汁。功能：滋养肝肾。主治肝肾阴虚型高血压。

### 夏枯草肉丝汤

夏枯草20克，瘦猪肉50克。将夏枯草洗净，猪肉切丝，入锅内加水文火炖煮，至肉熟后，捞出夏枯草，加入调料，食肉喝汤。每日1次。功能：清肝热、降血压。主治高血压伴头痛、口苦、耳鸣者。

### 天麻豆腐汤

天麻10克，豆腐250克，鲜汤适量。天麻打碎，加水煮沸，放入豆腐及鲜汤即成。功能：平肝潜阳，熄风清热。主治高血压伴口苦，夜寐多梦，舌红苔黄，脉弦数。

### 淫羊藿鹌鹑蛋汤

淫羊藿15克，鹌鹑蛋6枚。将淫羊藿洗净，切碎，与蛋同入沙锅加水适量共煎至蛋熟去壳，再放入原汤中，煮沸15分钟，过滤去药渣；取出鹌鹑蛋放入淫羊藿汤汁即成。每日2次，每次吃3枚鹌鹑蛋，淫羊藿汤汁随同服食。功能：温肾补阳、滋养降压。

主治阴阳两虚型高血压。

### 银耳杜仲羹

银耳、炒杜仲各20克，灵芝10克，藕粉30克，冰糖50克。先将杜仲、灵芝洗净，放入沙锅，加水煎煮2次，每次40分钟，合并2次煎汁备用。将银耳用清水泡发，捡杂后洗净，入锅，加水适量，用文火熬至微黄色，兑入药汁及冰糖，继续用文火熬至银耳酥烂成胶状，以调匀的湿藕粉兑入，勾拌成羹即可饮服。当点心，早、晚2次分服。功能：滋补肝肾，舒筋降压。主治肝肾阴虚型高血压。

### 天麻猪脑羹

猪脑1个，天麻10克。将猪脑、天麻放入锅内，加水适量，以文火炖煮1小时成稠羹汤，喝汤吃猪脑，每日2次。功能：补脑髓、平肝阳、止头痛。主治精髓不足，肝阳上亢型高血压，症见头晕目眩，头痛失眠、多梦。

## 151. 高血压患者的简易食疗方

**方1** 木耳羹：木耳15～30克，温水浸泡，洗净，以水煮烂后，冰糖适量。每晚睡前服1小碗，可防治高血压、血管硬化、眼底出血。

**方2** 银耳羹：银耳3～6克(1次量)，温水浸泡1小时，再加热炖成糊状，食用时加适量冰糖。每晚睡前服，可防治高血压、血管硬化、眼底出血、大便秘结。

**方3** 香菇汤：鲜香菇50克(干品15克)，每日煮食1次。能降低三酰甘油(甘油三酯)、磷脂和总脂，可治疗高血压、糖尿病、动脉粥样硬化。

**方 4**　海参汤：海参 30 克，冰糖适量，煮烂，每日空腹服。可治疗高血压、动脉粥样硬化。

**方 5**　醋花生：红衣花生仁、食醋。将花生仁浸泡在醋中，密封 7 天以上，时间越久越好。每晚睡前嚼服花生仁 5～10 粒。连吃 7 天为 1 个疗程。治高血压，一般治疗 1 个疗程，血压即可降至正常范围。

**方 6**　醋鸡蛋：取鸡蛋 1 只，打入 30 毫升醋内，再加少量的水，搅匀，煮熟后每日清晨服 1 次。治高血压。

**方 7**　鲜芹红枣汤：鲜芹菜(下段茎)60 克，大枣 30 克，加水适量，煎汤食用。每日 1 剂，分 2 次服。连服 1 个月以上，有降血压及降胆固醇的疗效，适用于高血压、冠心病、高胆固醇血症。

**方 8**　芹根枣汤：鲜芹菜根(洗净)30 克，大枣 20 克，水煎。服汤、食枣。每日 1 次。治高血压、动脉硬化、胆固醇升高者。

**方 9**　九度醋蛋饮：鲜鸡蛋 1 枚，洗净后浸泡在 180 毫升 9 度醋中，48 小时后即成糊状之醋蛋。分 7 日服完，每日分 3～4 次服用，服用时加温开水稀释。28 日为 1 个疗程，连服 2 个疗程。治高血压、动脉硬化。

**方 10**　醋糖鸡蛋饮：米醋 60 克，鸡蛋 1 个，红糖适量。将生鸡蛋打入碗中，加米醋、红糖调匀饮用，每日 1～2 次，连服数天。治高血压。

**方 11**　醋蛋芝麻蜜：新鲜红壳鸡蛋 1 只，芝麻 30 克，醋、蜂蜜各 30 毫升。先将芝麻研末，再加醋、蜂蜜、鸡蛋清搅匀，分 6 次，每日 3 次，常服有效。主治高血压。

**方 12**　银耳醋蛋羹：取银耳 5 克，先煮烂；鸡蛋 1 只，打入银耳羹内，再加入醋 10 毫升、糖适量调匀，煮沸后服用。每日 1 次。治高血压。

# 第10章 高血压患者的就诊和检查

## 152. 一旦患了高血压应该怎么办？

高血压患者初期大多无明显症状，即使有时有些头痛头晕也常常不为人们所重视。因此，不少高血压患者都是在健康体检时或者是在因其他疾病而就医时发现有高血压的。

一旦发现自己患了高血压，应该怎么办？正确的态度是既不惊慌失措、过分紧张，也不放任不管、麻痹大意，应该到医院去接受进一步的检查。首先确定自己患的是原发性高血压还是继发性高血压。原发性高血压是指其确切病因和发病机制尚未完全明了的一种高血压。原发性高血压占人群高血压患者的95%以上。部分患者可能有遗传因素存在，一般父母有高血压其子女患高血压的机会为50%左右。而继发性高血压就是由其他疾病引起的高血压，它是继发于其他疾病之上的。这种高血压占人群高血压患者的1%～5%。因此，高血压患者除了要进行一般的体格检查外，还应做心电图、超声心动图、拍胸部X线片，抽血化验肌酐、尿素氮以及化验尿常规及检查眼底等。通过以上检查，了解高血压是否已经影响到心脏、脑、肾脏及眼底等脏器和器官，医生也可根据这些脏器受损的程度选择合适的降压药物，制定合理的治疗方案。如果怀疑患者患的是继发性高血压，除了做上述检查以外，还要做腹部超声，检查肾脏大小与结构有无变化，肾上腺有无肿块或肿大，必要时还可抽血测定血浆肾素活性、醛固酮或儿茶酚胺，进行腹部CT、核磁共振成像（MRI）或血管数字减影等检查，以进一步明确继发性高血压的病因，找出引起高血压的原发疾病并设法予以治疗。

高血压是一种很常见的疾病，得了高血压并不可怕，无须过于紧张，只要认真对待，完全可以控制。应到医院接受多项检查，然后，在医生指导下制定合理的治疗方案，坚持长期规律地服药，同时注意生活规律，适量运动，限制钠盐，控制体重，戒烟限酒，稳定情绪等。经过适当的治疗，高血压不但可以完全得到控制，而且其危害可降到最低的程度。

## 153. 高血压患者应做哪些检查？

经不同时间测量3次血压均高于正常，达到高血压的诊断标准时，患者还应作进一步的检查。其目的是：①明确病因，查明患者患的是原发性高血压还是继发性高血压；②评估病情，即评估高血压的患病程度和有关靶器官的损害情况，以及有无合并其他的心血管危险因素。具体检查步骤如下：

（1）体检检查：除常规体检外，还应注意检查颈动脉及上、下肢动脉搏动情况；腹部有无肿块及腹主动脉搏动等；颈部、腹部有无血管杂音；同时测量双侧上肢血压，必要时测量下肢血压等，以寻找有无继发性高血压存在的可能。



（2）实验室检查：血、尿常规化验检查；血尿素氮、血肌肝、空腹血糖等肾功能检查；血胆固醇、三酰甘油（甘油三酯）等血脂分析；血钾、钠、氯等电解质检查；眼底检查；胸部透视或拍片；心电图、超声心动图检查；有条件者可作24小时动态血压监测。动态血压监测有以下用途：①诊断“白大衣高血压”。即在诊疗单位内测量血压升高，但在诊疗单位外测量血压正常。②判断高血压的严重程度。一般认为，血压昼夜波动规律消失者其靶器官损害较为明显。③指导降压治疗和评价降压药的疗效。④了解心肌缺血和心绞痛的发生机制。可以结合动态心电图观察心肌缺血或心绞痛发作前和发作时血压、心率的改变，进行综合判断。

(3)检查心血管病的危险因素：如有明显的心血管病危险因素存在者，即使高血压属轻度，仍须给予降压治疗。心血管病危险因素如下表(表 10-1)：

**表 10-1 心血管病危险因素表(世界卫生组织/国际高血压学会，1993 年)**

| | |
|---|---|
| *年龄 | 左心室肥厚 |
| *性别(男性，女性绝经期后) | *有过心血管事件 |
| *早年心血管病家族史 | *有过脑血管事件 |
| 血压升高 | 糖尿病 |
| 吸烟 | 肾病 |
| 血总胆固醇(Tch)增高 | 微蛋白尿 |
| 低密度脂蛋白胆固醇(LDL-ch)增高 | 肥胖 |
| 高密度脂蛋白胆固醇(HDL-ch)降低 | 惯于久坐不动的生活方式 |

注：*表示无法改变



## 154. 高血压患者疑患冠心病应做哪些检查？

高血压是冠心病发生与发展的重要危险因素之一。临床上常有高血压患者出现胸闷、胸痛而怀疑患冠心病者，但部分患者可能为其他原因引起的胸痛，而不一定是患有冠心病；高血压引起的左心室肥厚、劳损也可以引起心电图 ST 段或 T 波改变，而这些都不一定是高血压合并患有冠心病。高血压患者常伴有胸闷、胸痛的症状，究竟是不是已经合并患有冠心病？为了明确诊断，除详细询问病史以外，尚须做以下检查：

(1)胸痛、胸闷发作时的心电图检查。

(2)各种无创伤性心脏负荷试验。如运动平板心电图试验、运动核素心肌灌注试验、双嘧达莫(潘生丁)或多巴酚丁胺药物负荷试验等。但以上这些无创伤性检查均存在一定比例的假阳性(即误诊)和假阴性(即漏诊)，必须结合临床资料全面分析，综合判断。

(3)冠状动脉造影。这是目前冠心病诊断方法中最准确、最可靠的“金标准”。它可以直接观察到冠状动脉血管有无病变，以及这些病变的部位、范围及程度，为临床诊断和进一步治疗以及判断预后提供重要依据。尽管冠状动脉造影是一种创伤性检查，但大量的资料表明，此方法是安全的。已经合并有冠心病的患者也可以有针对性地进行冠状动脉造影检查。

## 155. 为什么高血压患者要定期到医院复诊？

高血压患者经医生确诊并接受一段时间的治疗后，仍需要定期到医院复诊随访。目的是监测血压水平及其他危险因素的控制情况。复诊时，患者可向医生反应治疗后的病情变化、自觉症状的改善以及有无药物不良反应等情况，从而评价治疗效果；同时，也听取医生对治疗方案的修改及具体指导意见，以达到有效控制血压及其他危险因素和临床症状，使血压稳定地维持于目标血压水平。

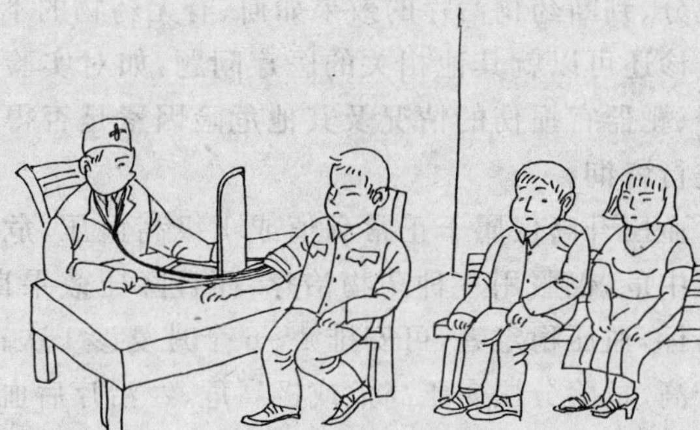

## 156. 高血压患者定期复诊的内容是什么？

高血压患者定期到医院复诊随访是很必要的。复诊中，除密切监测血压水平及其他危险因素和临床情况、评价治疗效果、听取医生的指导意见外，医生和患者双方都要主动地建立起良好的医患关系。患者要主动向医生反应和交流治疗后的自我感觉及病情变化情况，接受医生对自己必要的治疗指导；同时，医生也要向患者宣传控制血压的重要性和终生治疗的必要性，强调患者要按时服药，并详细交待该种药物治疗后可能出现的不良反应，以及改变生活方式对治疗高血压的重要意义，从而使患者自觉地将健康的生活方式和结构合理的膳食付诸实践并长期坚持，对治疗将大为有益。

## 157. 降压治疗后多长时间进行复诊随访？



高血压患者在开始降压药物治疗后需多长时间再到医院复诊随访，这要根据患者的总危险分层及血压升高的水平而定。大多数患者应在开始治疗后 1～2 个月内复诊，以便了解血压下降得是否充分、判断药物治疗的效果如何、有无药物的不良反应等。通过复诊还可以就其他相关的医疗问题，如对实验室检查结果的解释、靶器官损伤的情况及其他危险因素是否得到控制等向医生进行咨询。

若患者血压升高仅属于正常高值或1级高血压，危险分层属于低危或中危，仅服用一种药物治疗，而且降压效果良好，能达到治疗目标，血压稳定者，可安排3～6个月复诊1次；若患者血压显著升高、危险分层属于高危或极高危、经治疗后血压能达到治疗目标者，可安排1～3个月复诊1次。总之，病情较重和较复杂的病例或降压效果不理想、血压不稳定者，复诊的时间间隔应缩短；若经治疗后血压下降理想、能达到治疗目标、其他危险因素得到控制，可以延长复诊的时间间隔，减少复诊次数。若在治疗过程中突然发生病情变化或有其他问题时，可随时到医院复诊。

## 158. 得了高血压会有哪些症状?

得了高血压后，有的人会感到头痛、头晕、失眠、乏力、心慌、耳鸣等。如果患者的高血压进一步发展，累及了心脏、血管、脑、肾脏或视网膜等，则还会出现这些相关脏器受损的症状。

但也有不少高血压患者通常并没有明显的症状，很多人即使患高血压多年，而且血压升高的程度也很高，仍没有感到不适；但也有人虽然血压轻度升高，症状却很明显。这就是说，血压升高的程度与症状的轻重不一定成正比。据统计，至少有1/3的高血压患者并无症状，而是在体格检查或因其他疾病就医时发现的。一旦发现并确诊为高血压，不论症状有无或轻重，都应尽早就医，在医生的指导下开始接受治疗。

## 159. 高血压患者昼夜血压有什么变化？

人的血压在白天升高，夜间降低，这在正常血压者是普遍存在的。但高血压患者还有这种昼夜变化的规律吗？研究发现，有一部分高血压患者这种昼夜变化的节律是减弱或消失的，即白天和夜间的血压水平相似；而另一部分高血压患者的昼夜节律变化又可能加强，即白天血压幅度升高得很大，而夜晚又可能不适当地降得过低；此外，还有一部分高血压患者的血压昼夜节律变化与正常血压者相似。由此可见，高血压患者的血压昼夜节律性不仅复杂而且多样。这种与正常血压不同的昼夜节律，在某种程度上可以反映出高血压患者的心、脑、肾等靶器官受损害的程度。因为在夜间睡眠时，如果血压下降，已经受损的心、脑、肾就会供血不足，为此，人体就会动用各种血压调节机制，使夜间血压维持在相对较高的水平，以保证心、脑、肾等重要脏器的血流灌注和功能代偿。这就导致了高血压患者的血压昼夜节律变化减弱，而夜间血压水平相对较高的情况。

## 160. 血压降到何种水平合适？

一些研究报告指出，所有高血压患者都应当把血压控制在 18.7/12.0 千帕（140/90 毫米汞柱）以下才是安全有益的，包括已患心肌梗死的患者、老年高血压患者、单纯收缩压增高的患者以及脑梗死后病情稳定的患者。试验结果表明，如果能将血压控制在 17.3/11.3 千帕（130/85 毫米汞柱）以下更好，其主要心血管事件的发生率下降最显著；年轻人的、轻度的高血压患者的血压以控制在 16.0/10.7 千帕（120/80 毫米汞柱）以下为宜；高血压合并糖尿病患者的血压应降至 17.3/10.7 千帕（130/80 毫米汞柱)以下;高血压合并患有肾脏损害(24 小时尿蛋白超过 1 克)时,血压应降至 17.3/11.3 千帕(130/85 毫米汞柱)以下,最好降至 16.7/10.0 千帕(125/75 毫米汞柱)以下。

在缺血性脑卒中(脑梗死)的急性期,除非血压极高,或使用溶栓药物,一般应停用降压药。待病情稳定后,再使用降压药将血压控制在理想水平。另外,降压速度不宜过急过快,应使血压逐渐地平稳下降。有人担心血压降至正常或正常以下会加重症状,这是毫无根据的。

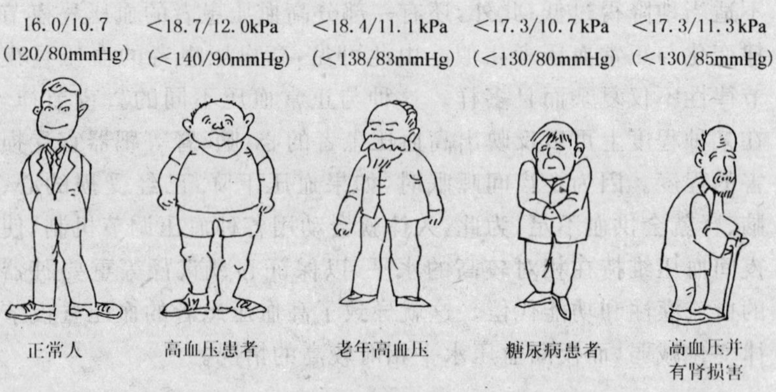


## 161. 高血压的降压目标是什么?

血压的水平与发生心血管病的危险之间呈连续的相关性。因此,高血压的治疗目标是将血压恢复至正常血压或理想血压水平。大量研究证明,经降压治疗后,血压降得越低,发生心血管病的危险越小。对青年、中年人高血压或高血压合并糖尿病患者,血压应降至理想血压[16.0/10.7 千帕(<120/80 毫米汞柱)]或正常血压[17.3/11.3 千帕(<130/85 毫米汞柱)]水平;对老年人高血压,至少应降至正常血压高值[18.7/12.0 千帕

(<140/90毫米汞柱)]为宜。

由于高血压的治疗是以最大限度地降低心血管病的死亡和病残的危险为目的,因此,要求在治疗高血压的同时,还要干预患者的所有其他危险因素,如吸烟、高血脂、肥胖或糖尿病等。对于高危患者,使血压降至目标水平以及同时治疗其他危险因素尤其重要。

## 162. 血压降到正常后能停药吗?

血压降到正常后还要继续服药,不能停药。一些人认为血压高,不难受,可以不吃药,或者血压降到正常后就停药,这是高血压治疗的一大误区。除了少数高血压患者早期发现、病情很轻、又能遵循健康的生活方式和合理的膳食习惯,不服药能使血压维持在正常水平外,绝大多数的高血压患者都必须坚持药物治疗,终身服药。因为所有的降压药都只有在服药期间才有疗效,一旦停药,血压又会升高。如此反反复复,不但血压难以控制,而且会使心、脑、肾等靶器官更加受到损害。因此,高血压患者一定要坚持服药,并在医生指导下,根据不同的情况,调整药物的剂量,保持血压的长期稳定。

## 163. 高血压治疗时降压越快越好吗?

不是。高血压的发生是一个长期、缓慢而复杂的过程,人体对血压的调节也要通过一个十分复杂的系统,而这个调节系统对血压实施调控也同样需要有一个适应过程。因此,降压治疗不必求之过急。少数患者经过治疗后,血压降至正常反而出现头痛、头昏、心慌,就是因为机体暂时还不能适应的缘故。所以,除了高血压急症之外,一般高血压的降压治疗应缓慢进行,平稳地降压，短期内降压的幅度不宜太大。从这个意义上讲，不论选择何种降压药物，都应从小剂量开始，逐渐加量，直至把血压降至正常水平。应提倡使用每日 1 次的长效降压药。不可在一种降压药尚未起效前就频繁地更换另一种降压药；一般情况下也不必要在长效降压药起效前搭配使用短效降压药；还有人喜欢用硝苯地平（心痛定）舌下含服，这样降压效果虽快，但血压波动较大，并反射性地激活交感神经，使心率增快，加重心肌缺血，不宜使用。国际上早已废除了舌下含服硝苯地平降压的做法，除非血压急剧升高，且身边无静脉用药，而又急需降压，才考虑使用舌下含服用药。

## 164. 血压降到正常会加重供血不足吗?

高血压患者血压降至正常或理想水平不会影响心、脑、肾等重要脏器的供血，也不会加重症状。很多大规模临床试验所提供的循证医学证据表明，血压在正常的理想范围内越低越好，只要缓慢而平稳地将血压降至目标水平以下，既可明显降低各种心脑血管事件的发生，又可减轻症状，从而进一步提高患者的生活质量。

## 165. 高血压合并脑梗死时要迅速降压吗?

高血压是脑卒中的最主要危险因素之一。控制过高的血压可预防 80％的脑卒中发生。但最近国内外的专家都推荐，在缺血性脑卒中（如脑梗死）的急性期（发病 1～3 天），不要急于将血压降低过多，因为此时颅内高压、脑缺氧、疼痛及紧张等均可导致反射性地暂时血压升高；同时，血压降低也不利于缺血性脑组织的血流灌注。但病情稳定后的恢复期仍应将血压降至理想水平。

## 166. 防治高血压存在哪些误区？

目前高血压已成为危害我国人民健康的最常见最多发的疾病之一。然而，流行病学调查分析表明，我国广大群众的测血压率、对自己患高血压的知晓率、高血压患者接受治疗率以及接受治疗后血压得到满意控制率都比较低。据统计，目前我国高血压患者接受治疗后，血压真正得到满意控制者不足 5%。上述情况不仅引起了国家有关部门的高度重视，也说明在目前情况下，开展健康知识的教育，提高广大群众对防治高血压的认识是多么重要。

在高血压的防治工作中，人们往往存在以下几个误区：

(1)由于高血压本身可以没有明显的症状，所以，许多已经得了高血压而自己却无任何症状的患者也不去量血压，更不到医院就诊，以至于长期漏诊而得不到治疗。因此，建议健康人群也应定期测量血压，特别是有高血压家族史者至少每年要测量血压 1～2 次，以便早发现、早治疗。

(2)有些人已经有头痛头晕等高血压症状，但因过去曾测量过血压正常，故认为不会得高血压。殊不知过去血压不高，并不代表现在也不高或不会得高血压。

(3)有的人已知自己得了高血压，但是因为没有症状，所以不愿意服药，或者不按照医嘱服药。宁愿用那些疗效极不可靠的降压鞋、降压帽、降压腰带、降压手表而不用降压药。他们错误地认为自己“能吃能喝能睡、血压高点没事”，或者认为“现在就服降压药，将来病情严重时，药物就会失灵，产生抗药性”，以至于高血压慢慢地、长期不断地损害着自己的脏器功能，直至出现心、脑、肾等重要脏器的严重并发症才后悔莫及。

(4)有些高血压患者不能坚持服药。有症状时服药，没症状、不难受时就不服药，或者服药后血压一降到正常就停药；也有的不按医生的嘱咐随便减药；这些做法都是错误的。高血压是一种长期存在的顽症，对大多数高血压患者来说，都需要长期坚持服用降压药。服药后血压降到正常是药物治疗的效果，而并不等于高血压已经彻底治愈。所以，一停药血压必然重新升高。这样服服停停，血压更加起伏波动，对心脑肾等重要脏器的损害会更加严重，以至于这些患者的并发症发生率高，平均寿命也短于坚持正规用药治疗的血压平稳控制者。

(5)不少人认为老年人的高血压仅收缩压高而舒张压不高，对健康的危害不大，因而不去治疗。其实这种认识是错误的。流行病学研究已经证实，这种老年人单纯性收缩期高血压同样具有对心脑肾血管的损害作用，接受正规治疗与不接受正规治疗者相比，其并发症的发生率前者要比后者低40%左右。因此，老年人单纯性收缩期高血压也同样要接受合理的降压治疗。

在高血压防治中，要走出上述误区，充分认识到高血压是一种可以控制但尚不能根治的慢性心血管病，只有坚持长期降压治疗，并结合非药物治疗措施，如减少食盐、增加活动、戒烟限酒、控制体重、精神松弛、心理平衡，才能有效地控制血压。而长期控制血压的目的，不仅仅是为了降低血压和解除症状，更重要的是为了保护心、脑、肾等重要脏器免受高血压的损害，从而最大限度地减少脑卒中、心肌梗死、尿毒症等严重并发症的发生。

## 167. 为什么血压过高不宜速降？



血压过高，可使患者感到头晕脑胀，所以就想尽快把血压降下来，于是便加大剂量或几种降压药合用，这种操之过急使血压速降的做法是非常危险的。因为人体的心、脑、肾等重要脏器需要正常的血液供应，而血流需要一定的压力来推动，如果血压一且在短时间内大幅度下降，机体对血压的这种变化还来不及适应，重要脏器的血液供应就要受到影响，发生供血不足、缺血、缺氧，医学上称为“降压灌注不良综合征”。当脑缺血时，可出现头晕眼花、全身乏力，甚至发生缺血性脑卒中；心脏的冠状动脉供血不足缺血缺氧时可发生心绞痛，甚至心肌梗死；血压骤降还可能引起肝、肾功能的损害。因此，如果不是高血压急症，一般应逐渐地平稳地降压，不宜速降。

## 168. 高血压患者降压过低有什么危害？

有一些高血压患者总想把血压降到正常水平以下，以为这样可以使血压即使再升上来也不致升得太高。其实这种想法是不科学的，把血压降得过低的做法也是有一定危险的。专家们认为：把血压降至正常水平以下反而有害，尤其是老年人。因为高血压患者的冠状动脉大多阻力增高，心肌在安静时所获得的血氧供应已达最大限度，冠状动脉血流量的储备能力有限，当血压降得过低时，冠状动脉供血受到影响，心肌无法获得足够的血液供给，发生缺血缺氧而引起心绞痛，甚至心肌梗死，危急生命；降压过低时，脑组织亦可出现供血不足而导致缺氧，甚至发生缺血性脑卒中。在降压治疗中，应特别注意舒张压不宜降得过低，因为心肌的供血主要靠舒张期血压来灌注充盈冠状动脉，维持心肌的血液和氧气供应。研究表明，血压降得过低，会使心脏病发作的危险增加，因此在服用降压药时，要注意勿使血压降得过低，以免引起不良后果。



## 169. 睡前或夜间服用降压药有什么危害？

高血压患者在睡前或夜间一般不要服用降压药，否则将会给人体健康带来危害，这是专家们一致的看法。这些危害包括可能诱发脑梗死、心绞痛、心肌梗死和失明。

大多数高血压患者一天之中的血压波动与正常人一样，即上午最高，夜间睡眠中最低，即使在降压治疗后这一规律依然存在。那么，在入睡后和夜间血压最低的时候再给予降压药，这无异于雪上加霜，导致患者血压进一步下降，血流减少，使血小板、纤维蛋白原等凝血物质极易黏附在血管壁的内膜上，并聚集成块。特别是老年高血压患者多有动脉粥样硬化，血管内膜粗糙，更容易使血小板聚集，形成血栓，从而发生脑梗死、心绞痛、心肌梗死，甚至有失明的危险。因此，降压药一般都应在白天服用，禁止夜间服降压药。长效控释降压药只须在每天早晨或上午服用 1 次，既方便又可防止血压的过度波动。

## 170. 为什么没有症状的高血压需要治疗？

高血压一般起病缓慢，早期多无明显症状，常在偶测血压或体格检查时发现血压升高，即自觉症状与血压水平未必完全一致。但流行病学调查结果证实，血压越高，心、脑、肾等重要脏器的受损越严重，血压的水平与心、脑、肾等并发症的发生呈正相关。就是说，没有症状的高血压，其对各重要脏器的损害仍然是持续存在的。因此，高血压一经确诊，不管有没有症状，都必须在医生指导下开始合理的治疗，包括非药物治疗和药物治疗。



## 171. 一旦发现高血压是否马上服用降压药？

如果发现自己的血压升高，而且经过多次非同日的血压测量均高于正常，那么这就是高血压了。确定高血压之后，患者不必急于服用降压药，应首先进行临床观察，停用一切可能升高血压的药物，同时进行全面细致的检查，从而进一步确定是原发性高血压还是继发性高血压。如果诊断是继发性高血压，应进行针对性的专科治疗，如原发性醛固酮增多症、嗜铬细胞瘤等都是可以通过外科手术治愈的。

如果排除了继发性高血压，那就应诊断为原发性高血压了。原发性高血压是最常见的心血管疾病之一，它又可分为急进型与缓进型。如果你患的是急进型高血压，那就必须尽快应用降压药进行治疗，因为急进型恶性高血压如果不治疗，90%以上的患者将于 1 年内死于肾功能衰竭、脑出血或心力衰竭，即使接受治疗，也可有 50%的病死率。如果你患的是缓进型高血压，那就不必马上服用降压药，因为目前比较一致的观点是对此类高血压患者应首先采取非药物治疗措施，包括减轻体重、限制钠盐摄入、戒烟、限制饮酒、增加体力活动与运动以及充分休息、精神松弛等。并于 4 周内多次测量血压，如果舒张压持续保持在 13.3 千帕(100 毫米汞柱)以下，则可继续采用非药物治疗措施，观察 3 个月；如果舒张压仍在 13.3 千帕(100 毫米汞柱)者，则须用降压药物治疗；如果舒张压在 12.0～12.5 千帕(90～94 毫米汞柱)，但同时合并有高血脂、糖尿病、超体重或肥胖、脑卒中及高血压家族史等心血管危险因素者，也需要进行降压药物治疗；如果不合并上述危险因素而舒张压＜12.7 千帕(95 毫米汞柱)者，可观察 6 个月；如果 6 个月后舒张压仍保持在该水平甚至更高者，则应进行药物治疗。对于收缩压升高的高血压患者，同样应先采取非药物治疗措施。如效果不理想，则应进行药物治疗。尤其是伴有上述危险因素，甚至有心室肥厚或冠心病等靶器官损害者，收缩压或舒张压即使轻度升高，均应尽早开始药物治疗。但对于 80 岁以上的老年高血压患者，因不易从治疗中获得长期益处，而且较小剂量的降压药也可能出现不良反应，故用药宜慎重。

## 172. 高血压患者血压突然升高怎么办?

高血压患者可能由于种种原因,血压会突然升高,甚至超过26.7/16.0千帕(200/120毫米汞柱)。此时应首先口服1片镇静药如地西泮(安定)片,以保持镇静,然后可舌下含服0.5片或1片(5～10毫克)硝苯地平(心痛定)或尼群地平。10分钟后复测血压,如血压下降不明显,可再口含半片至一片,如能降至20.0/13.3千帕(150/100毫米汞柱)左右就可以了。但在一般情况下,并不主张降压治疗过急过快,因为血压波动太大反而会带来更加不利的影响,尤其是硝苯地平舌下含服的降压方法,国际上早已不再使用。对于原先有过脑出血的高血压患者,如果血压突然再度升高,为避免脑出血复发,应及时将血压降至18.7～20.0/11.3千帕(140～150/85毫米汞柱);原先有过脑梗死的高血压患者如果血压突然再度升高,则血压不宜降至过低,应保持在20.0/13.3千帕(150/100毫米汞柱)左右,否则脑血流量减少对脑梗死不利或可使病情复发;冠心病患者如果血压一时升高,也不应马上将血压降至过低,最好维持在17.3～18.7/10.7～11.3千帕(130～140/80～85毫米汞柱)。血压过高固然会使心脏工作负担加重,心肌耗氧量增加,诱发心绞痛,但若血压降得过低,同样会使冠状动脉供血不足,发生心肌缺血而诱发心绞痛。经过上述处理后,待病情有所缓解,然后再到医院请专科医生进一步检查和指导治疗。



## 173. 怎样预防高血压心室肥厚?

尽管高血压不是引起心室肥厚的惟一原因,但它却是主要的发病因素。因此,高血压患者应积极接受治疗,合理选择药物，尽可能将血压降低并维持在理想的水平，以减轻高血压给心脏带来的过重负担，从而预防心肌代偿性肥厚的发生。

## 174. 怎样预防脑卒中？

脑卒中又称为脑中风。脑卒中的发生与下列因素有密切的关系：

(1)血压长期高于正常而未得到理想的控制。

(2)血脂长期增高而未接受治疗。

(3)糖尿病未接受正规治疗或血糖长期升高控制不理想。

(4)体重超重或肥胖，超过正常 20%以上。

(5)长期大量吸烟和酗酒。

(6)喜好咸食。

(7)长期保持着久坐不动的工作与生活方式。

(8)患有各种类型的心脏病，全身血液循环不正常，易于在心腔内形成附壁血栓。

以上这些都是脑卒中的危险因素，对脑卒中的发生起着非常重要的作用。积极控制或消除上述这些危险因素，可以阻止或延缓动脉粥样硬化的进展，从而预防或减少脑卒中(脑中风)的发生。

## 175. 一旦在家中突发脑卒中怎么办？



脑卒中一般发病突然，尤其是出血性卒中，患者往往突然倒地，手脚不听使唤，四肢抽动，言语不清或失语，有的还会丧失意识，失去知觉，进入昏迷。有的人在家中发生，有的人甚至昏倒在厕所里或马路上。周围的人对这种突如其来的情况常常惊慌失措。那么，遇到这种情况时应该怎么办呢？首先要保持镇静，赶快打电话找医生，若暂时无法找到医生，则轻轻将患者搬至合适的位置，动作要轻，搬动者注意用手托住患者的头颈部，保持呼吸道通畅。患者如有抽动，常会自己咬破舌头，这时可用压舌板包上纱布，垫在患者口腔内紧咬着的上下牙齿之间。如有脑出血，颅内压力增高，患者常常发生呕吐，加上神志不清，可能将呕吐物吸入气管内导致窒息，甚至死亡。因此，一定要把患者的头偏向一侧，把口中的呕吐物用筷子挖出来或用手指抠出来。如有假牙亦应取出，以免误入气管。家中备有血压计者应及时给患者测量血压，若血压很高，应适当降压。神志清醒者可口服降压药，昏迷者切勿口服，以免误入气管。做好上述工作，等到医生或救护车到来，在医务人员指导下，将患者送往附近医院进行抢救治疗。

## 176. 什么是降压效应谷/峰比率？

1988 年美国食品与药物管理局(FDA)特别咨询委员会在“降压药临床评价指南”中，对降压药的剂量-效应关系问题首次提出降压效应谷/峰比率(简称 T/P 比率)，作为临床评估降压作用安全性的一项指标。

降压效应谷/峰比率的定义是药物降压的谷效应值与峰效应值之间的比率。谷效应值是指在前一次给药后的时间末了，亦即在下一次给药之前的血压降低值，此时的降压效应(即血压差值)应该是最低的，故称谷效应。峰效应值是指在给药后药物发挥最大效应时的血压降低值，此时的降压效应(即血压差值)最大，故称峰效应。为了避免给药行为本身带来的所谓血压“安慰”效应，降压药物的谷效应值和峰效应值应分别减去“安慰”效应在相应时间的血压下降值。

规定降压药的谷/峰比率必须至少不低于 50%。即在给药后的任何时间段，其最低的降压效果应不低于其最高降压效果的50%，以此作为衡量降压药降压平稳性的指标，从而保证患者持续平稳地降压，避免过大的血压波动及其所造成的靶器官损害。

## 177. 哪些降压药不能突然停药？

在降压药物中，有些药在服用过程中不能突然停止使用，如β受体阻滞药，包括普萘洛尔（心得安）、阿替洛尔（氨酰心安）、美托洛尔（倍他乐克）等。这类药物如果突然停止使用，会因大量代偿增加的β受体引起交感神经兴奋性极度增强，从而导致血压突然升高，心率加快，心肌耗氧量增加，发生心绞痛和心律失常等。如果同时合并冠心病，这种突然停药尤其危险，它可诱发心绞痛、急性心肌梗死，甚至猝死。因此，如果试图停用β受体阻滞药，则一定要逐渐减量，慢慢停用。不能突然停止使用的降压药还有中枢性交感神经抑制剂，如可乐定（可乐宁）、甲基多巴等。这类药物长期使用后如果突然停用，则可出现反跳现象，临床上表现为血压升高、心率加快、神经过敏、焦虑不安、震颤、出汗、恶心、失眠等，严重者可发生急性心肌梗死、高血压脑病，甚至猝死。因此，在停用上述药物时，应在医生指导下，先逐渐减量，慢慢停用，切勿突然停药。

## 178. 高血压患者能用抗血小板药吗？



研究已经证明，阿司匹林或其他抗血小板药的应用可预防或减少冠心病和脑血管患者的致死性和非致死性事件，如心绞痛、心肌梗死、脑卒中等事件的发生和死亡的危险。因此认为，高血压患者如果血压已得到严格地控制，或者是高血压合并有高危冠心病的患者，在没有胃肠道和其他部位出血危险的情况下，可以推荐使用较小剂量的阿司匹林（如每日 75 毫克）或其他抗血小板药治疗，以对抗血小板的聚集性，预防血栓栓塞性疾病的发生。

## 179. 哪些降压药对血脂、血糖有影响？

研究证明，使用大剂量的利尿剂和β受体阻滞剂一方面可降低患者的血压，同时又对血脂、血糖产生不利的影响。对血脂的不利影响：它们可使体内的总胆固醇、低密度脂蛋白胆固醇及三酰甘油（甘油三酯）升高，使高密度脂蛋白胆固醇降低。对血糖的不利影响：利尿剂可使机体对胰岛素产生抵抗，从而使血糖不容易控制；β受体阻滞剂则可掩盖糖尿病患者偶尔发生的低血糖症状。利尿剂主要是指噻嗪类利尿药，如氢氯噻嗪（双氢克尿塞）等；β受体阻滞剂中主要是指普萘洛尔（心得安）、阿替洛尔（氨酰心安）、美托洛尔（倍他乐克）等。但小剂量的利尿剂（如双氢克尿塞每日不超过 50 毫克）或小剂量的β受体阻滞剂对血脂、血糖无明显影响，即使有一些影响，停药后即可恢复正常。因此，它们对血脂、血糖的不利影响与所使用的剂量有关。

## 180. 高血压患者能长寿吗？

有些人患了高血压，自以为这种病很顽固、治不好，更谈不上长寿了，从此背上了思想包袱。其实未必如此。据国内的一些调查显示，老年人高血压患者只要无重要并发症，血压偏高反而长寿。高血压患者能否长寿取决于能否长期坚持合理有效的药物治疗，以及长期坚持健康的生活方式与科学合理的膳食，包括坚持运动锻炼，保持乐观情绪，长期生活有规律，戒烟限酒，限钠补钾，控制体重等，使血压保持长期稳定，尽可能减少并发症的发生。这样，高血压患者同样有可能长寿。

## 181. 我国高血压群体防治的状况怎样？

我国高血压的防治工作一直受到党和政府的高度重视。1959、1979、1991 年，我国国家卫生部、医学科学院曾三次组织全国性的血压普查，了解我国不同时期的高血压流行趋势，为确定不同时期的防治方针提供了依据。1969 年阜外医院在首钢建立了第一个人群防治基地。20 世纪 70 年代各地陆续建立了一批能够长期动态地监测高血压、脑卒中、冠心病的防治基地，为我国心血管病危险因素的研究、流行趋势的监测和防治方案的制定打下了良好的基础。

20 世纪 80 年代至 90 年代初，作为国家"七五"、"八五"攻关课题，国内 20 个单位协作，对南、北不同地区的 10 余个人群进行心血管病发病、死亡和危险因素监测，发现近 10 年间多数队列人群平均血压、血清胆固醇和体重指数都有上升，认定影响我国高血压发病的因素是基线血压偏高、超重和饮酒；血清胆固醇偏低是脑出血发病的危险因素之一；肯定了钠与血压的正向相关关系；还证明血压升高是我国心血管病最重要的危险因素。在此期间，还在 7 个城市开展了控制高血压、吸烟、高脂血症和增加运动等对危险因素的干预。5 年后，干预队列人群脑卒中发病率下降约 50%，病死率下降约 45%。在儿童时期开始预防成人高血压的战略研究当时已提上日程。经对北京、上海的 8 个地区共 2 万余名儿童、青少年人群的调查，初步提出小儿高血压的主要危险因素是高血压家族史、盐摄入过多和肥胖。并对近 2 万名易患儿童及青少年进行了历时 5 年的早期干预和一级预防研究。

20世纪90年代初，作为国家“八五”攻关课题，在北京、上海、长沙进一步开展了以社区为基础的人群防治。4年后研究证明，经常性强化健康教育可以改变社区人群行为危险因素水平，从而降低心脑血管病的发病率和病死率。作为“九五”攻关课题，“我国心血管疾病发展趋势预测及21世纪预防策略研究”，继续监测我国不同地区1991年以后的变化趋势，此研究尚在进行中。

20世纪90年代，我国更加重视高血压的群体防治工作，制定了《全国心脑血管病社区人群防治1996～2010年规划》。1997年起，在全国23个省、市、自治区建立了以高血压防治为重要内容的慢性非传染性疾病综合防治示范点，1998年卫生部正式确定每年的10月8日为“全国高血压日”，在全国范围内掀起了防治高血压宣传活动的高潮。

在科研方面，20世纪60年代初提出的中西医结合治疗高血压的快速综合疗法，已充分认识到高血压是身心疾病，是医学领域内实行医学模式从单纯生物医学模式转变为生物-心理-社会医学模式的成功范例。

20世纪80年代起，我国围绕高血压的防治，组织了“上海硝苯地平降压治疗临床试验”(STONE)、“中国老年单纯性收缩期高血压临床试验”(Syst-China)、“卒中后降压治疗临床试验”(PATS)等多项大型临床试验，与新西兰和日本合作完成了“血压、胆固醇与东亚的脑卒中”研究，为我国心血管病的循证医学奠定了一定的基础。



20余年来建立的高血压防治基地和队伍，将为本世纪我国的高血压防治提供有力的保证。

## 182. 什么是《中国高血压防治指南》?

高血压是目前我国最常见的心血管病之一,发病率逐年增高,发展迅速,是新世纪我国人民的一大健康问题。为了迎接这一严峻挑战以及更新知识,进一步提高高血压防治的技术水平,我国国家卫生部、中国高血压联盟共同组织行政管理、预防医学、心血管、肾脏、内分泌和妇产科专家,成立了《中国高血压防治指南》起草委员会,由刘力生教授担任主任委员,共同讨论、总结、分析近年来国际、国内高血压的防治经验及流行病学、大规模临床试验的科研成果,参考《1999 世界卫生组织/国际高血压学会(WHO/ISH)高血压治疗指南》和《美国预防、检测、评估与治疗高血压全国联合委员会第六次报告》(简称 JNC-Ⅵ高血压防治指南),于 1999 年 10 月起草撰写了《中国高血压防治指南》(以下简称《防治指南》),对我国的高血压诊断标准及治疗进行了自 1959 年以来的第 5 次全面修改。目的是根据我国当前的条件和国际上的共识,指导内科医生及心血管病专科医生防治高血压。在高血压的诊断和分层方面,本《指南》基本上采用了《1999WHO/ISH 高血压治疗指南》的标准,使我国的高血压防治既根据自己的条件和经验,又与国际接轨。

## 183.《防治指南》的目的和理论基础是什么?

制定《中国高血压防治指南》的目的主要是指导临床医师防治轻、中型高血压,其原则也适用于高血压及相关疾病的一级预防,从而提高人们对高血压的知晓率、治疗率与控制率,降低高血压患者以及整个人群的血压水平,减少心脑血管病的发生率与病死率。

这份《指南》制定的理论基础是：血压水平与心、脑、肾等器官损害及并发症之间呈连续的正相关关系；高血压患者的预后不仅取决于血压水平，还取决于其他多种心血管危险因素；长期有效地控制血压能显著减少心脑血管并发症。

## 184.《防治指南》的核心内容是什么？

《中国高血压防治指南》的核心内容包括以下几个方面：

(1)高血压定义和血压水平分类：我国国家卫生部和中国高血压联盟于 1999 年 10 月制定的《中国高血压防治指南》中关于高血压的定义和血压水平分类标准，与国际上两个主要的高血压治疗指南，即《1999WHO/ISH 高血压治疗指南》与《JNC-Ⅵ高血压治疗指南》中的标准基本一致。规定 18 岁以上成年人高血压的定义为收缩压≥18.7 千帕(140 毫米汞柱)和(或)舒张压≥12 千帕(90 毫米汞柱)；正常血压为收缩压＜17.3 千帕(130 毫米汞柱)和舒张压＜11.3 千帕(85 毫米汞柱)；理想血压为收缩压＜16.0 千帕(120 毫米汞柱)和舒张压＜10.7 千帕(80 毫米汞柱)；收缩压 17.3～18.6 千帕(130～139 毫米汞柱)和(或)舒张压 11.3～11.9 千帕(85～89 毫米汞柱者)列为正常血压高值。高血压又再分为 1、2、3 级，它们分别相当于轻、中、重型高血压。

(2)心血管危险性分层：采用心血管危险因素、靶器官损害和有关的心、脑、肾血管并发症等情况，对高血压患者进行绝对危险性水平分层，分为低危、中危、高危、极高危 4 种。分别表示不同的预后状况和降压治疗获得的绝对益处。高危与极高危患者的预后虽然较差，但降压治疗的获益却较大。

(3)治疗策略：根据病史、体格检查和实验室指标，首先确立患者的心血管绝对危险性水平，然后按危险性水平决定治疗措施，制定治疗计划。所有患者都应改善生活方式与行为。高危和极高危患者应实施降压药物治疗。中危患者 3～6 个月内或低危患者 6～12 个月内血压未获控制也应实施降压药物治疗。血压控制目标值：中青年患者或合并糖尿病患者应＜17.3/11.3 千帕(130/85 毫米汞柱)，甚至＜16.0/10.7 千帕(120/80 毫米汞柱)；老年患者应＜18.7/12.0 千帕(140/90 毫米汞柱)。

(4)健康的生活方式与行为：控制体重指数(BMI)≤24；合理的膳食结构(食盐摄入＜6 克/日，脂肪占总热量的 25%以下，蔬菜、水果、鲜奶可补充钾和钙)；限制饮酒(乙醇量＜20～30 克/日)和戒烟；增加体力活动和运动。

(5)降压药物治疗原则：开始时使用小剂量，以减少不良反应；采用合理的药物联合，以达到最大的降压效果；初始治疗方案无效或不能耐受者，应改用另一种不同类型的降压药；尽可能使用长效降压药，以改善治疗依从性和减小血压变异性。目前用作一线治疗的降压药物包括利尿剂、β-受体阻滞剂、钙拮抗剂、血管紧张素转换酶抑制剂、α-受体阻滞剂和血管紧张素Ⅱ受体拮抗剂等六大类。

(6)长期治疗和随访：高血压患者应该长期有效地控制血压并保持对治疗的依从性。

## 185. 实施《防治指南》需要做哪些努力？

实施《中国高血压防治指南》对于规范和推动我国高血压的防治将发挥重要的导向作用。为了使《指南》能付诸实施，还必须做很大的努力。需要政府有关部门制定有关政策，加强领导和监督；需要学术团体深入广泛地宣传、培训、收集信息，对实施过程进行评估；需要对医务人员、公众和患者普及知识，更新观念；需要加强社区防治工作，推行健康教育和卫生促进活动；还需要获得社会各界的支持。通过以上努力,一定能缩小目前的防治现状与《指南》之间的差距,迎来我国高血压防治工作不断发展的新局面。

## 186. 我国高血压的防治对策是什么?

我国高血压的防治对策是在积极治疗高血压患者的同时,还要大力开展高血压的一级预防工作。因地制宜地向群众进行宣传教育,提高广大群众的自我保健能力,使他们自觉地改变不健康的生活方式和行为,采用合理的膳食结构,控制引发高血压的危险因素,努力提高人群对高血压的知晓率、治疗率和控制率,降低整个人群的血压水平,遏制高血压以及其他心血管病的发病上升趋势,以降低心血管病对人民群众健康的威胁,从而为我国21世纪的经济腾飞服务。

## 187. 高血压防治的目的和重点是什么?

治疗高血压的目的不仅在于降低血压本身,同时还在于全面降低心血管病的发病率和病死率。高血压患者的心血管病危险是多因素的,因此,高血压的治疗还应包括影响高血压患者的其他危险因素的治疗。虽然严重高血压造成的病死率很高,但人群中轻、中度高血压的人数最多,影响面最广,故高血压的防治也应以轻、中度高血压为重点。



## 188. 什么是中国高血压联盟?

中国高血压联盟(CHL)于1989年5月12日经世界高血压联盟(WHL)日内瓦总部审定,为代表中国参加世界高血压联盟的一个成员国组织。经国家卫生部、中华医学会等有关部门批准，中华心血管病学会于1989年10月26日在湖北襄樊正式成立了中国高血压联盟，并选举产生了第一届理事会。这对我国有组织、有计划地开展高血压的研究与防治工作将起到巨大的推动作用；为我国人民的健康发挥积极的作用；并将对我国高血压研究与国际间的交流与协作以及赶超世界先进水平起到促进作用。

中国高血压联盟成立10年来，不断发展，目前已成立协作与工作中心52个单位，存储医生及患者资料7万余份。中国高血压联盟以推动全国高血压的防治作为自己的中心任务，大力宣传高血压是我国的常见病、多发病之一，是心血管病的首要危险因素，防治高血压可降低心血管病的发病率和病死率。中国高血压联盟将不断介绍有关高血压的定义、分类、绝对危险分层、降压药物的新进展，以及高血压合并症的治疗等最新观点，并协调我国高血压防治工作，使之保持与世界同步。世纪之交，中国高血压联盟将团结全社会有识之士，为推动中国高血压的防治工作，提高人民的健康水平作出自己不懈的努力。

## 189. 哪天是全国高血压日？

自从人们开始认识"高血压"到现在的100多年以来，医学家们在高血压领域的研究中不断取得重大进展。现在，高血压临床治疗的意义不再仅限于控制血压水平，更重要的是改善代谢紊乱，预防和逆转高血压引起的心、脑、肾等靶器官损害，这是减少高血压并发症和降低病死率的关键。

1998年我国国家卫生部确定每年的10月8日为全国高血压日，旨在全国范围内更加广泛深入地宣传高血压防治工作的重要性，以引起全社会的高度重视，并动员全社会的力量大力开展高血压的防治工作。全国高血压日的确定，标志着我国高血压的防治工作进入了一个崭新的阶段。这将给今后防治高血压及提高我国人民的健康水平带来深远的影响。展望未来，任务十分艰巨，我们必须不懈努力，以攻克高血压这一“无声杀手”。

## 190. 高血压患者保健谚语、警句、名言

谚语、警句：

素为主（指多吃素食），动为纲（指经常活动），烟不吸（指戒烟），酒少量（指限酒），事无争（指不争强好胜），心平常（指心理平衡）。

早饭吃饱，中饭吃好，晚饭吃少。

饭后百步走，活到九十九。

合理膳食，适量运动，戒烟限酒，心理平衡。

健康的生活方式，合理的膳食结构。

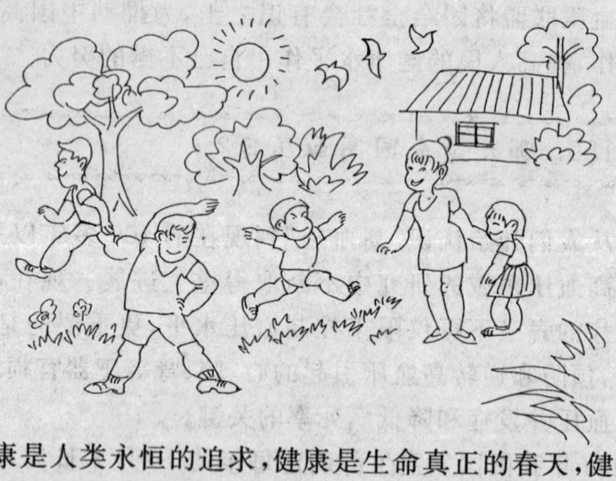

健康是人类永恒的追求，健康是生命真正的春天，健康是社会最大的财富，健康是人生的无价之宝。健康就是金子。

热爱生活，珍惜健康，善待生命，善待自己。

要在明媚的阳光下，健康地享受每一天。

健康八九十，百岁不是梦。

许多人不是死于疾病，而是死于无知。

不要死于无知，不要死于愚昧。

生命在于运动，运动有益健康。

最好的医生是自己，最好的运动是步行；最好的药物是时间，最好的心情是宁静。

高血压四个“最”：历史最久、流行最广、隐蔽最深、危害最烈。

高血压是健康第一大敌、人类第一杀手。

酒是一把双刃剑，少量的酒是健康之友，大量的酒是罪魁祸首。

既要尽心尽力奉献社会，又要尽情品味美好人生。

既要在事业上有颗进取心，又要在生活中有颗平常心。

既要精益求精于本职工作，又要有多姿多彩的业余生活。

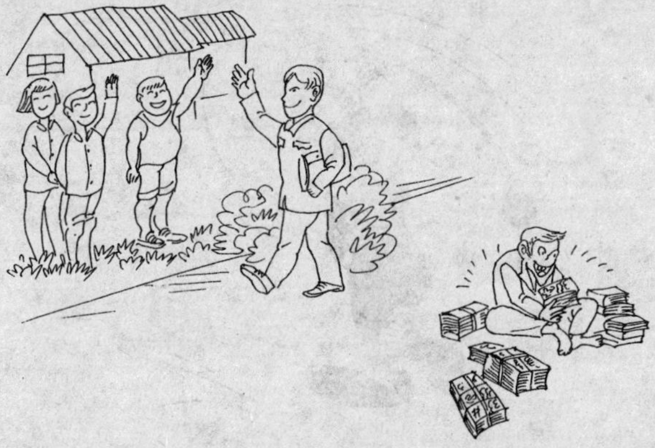



名人名言：

读书静坐，各得半日；清风明月，不用一钱。（林则徐）

世事沧桑心事定，胸中海岳梦中飞。（谢冰心引梁启超）

细推物理须行乐，何为浮名绊此身。（李正道引杜甫）

最好的运动是步行，步行是我的保健医。（美国总统保健医生怀特博士）

廉洁有益健康，腐败导致死亡。（无名题）

没有紧张、没有烦恼就没有高血压。（怀特博士引西方谚语）

运动可以代替药物，但没有一样药物可以代替运动。（18世纪一位法国医生）

保健养生四字经：生活规律，定时作息；睡眠充足，节制饮食；按时服药，不可忘记；避免过劳，有张有弛；生活保健，时刻牢记；追求健康，永恒主题；生命无价，劝君珍惜。

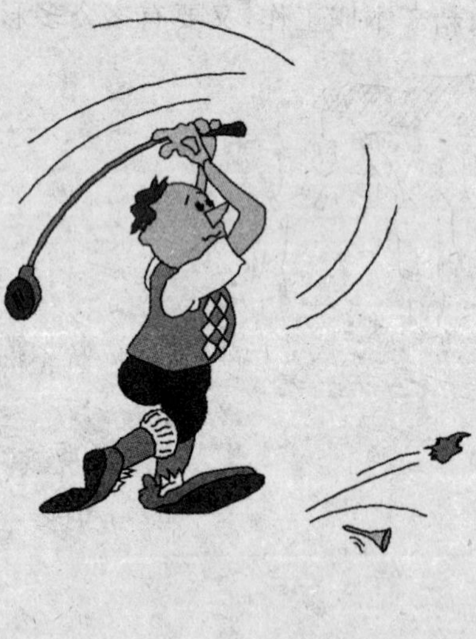

# 第11章 高血压患者的性生活

## 191. 高血压能引起阳萎吗?

高血压患者发生性功能减低或者阳萎者大体是健康男性的2倍,说明阳萎与高血压有一定的关系。但高血压患者为什么会发生阳萎,其原因可能并不只是高血压本身,而是由多种因素造成。例如:①高血压患者服用的降压药物中,有些可引起性功能减退或阳萎。如利血平、甲基多巴、哌唑嗪等。②患者的精神心理负担也可导致阳萎和性功能减退。如担心血压升高会并发心脏病、脑卒中,特别是担心性交过程中会发生脑血管“破裂”等严重并发症而影响性欲,发生阳萎。其实,性生活并不是高血压的禁区,只要血压平稳,无严重并发症者是可以过性生活的,只是不要过于频繁。另外,一些高血压患者往往有吸烟、嗜酒的习惯,烟中的尼古丁及酒中的乙醇都有引起阳萎的作用。因此,大量地吸烟及长期地酗酒都是导致阳萎的原因。



## 192. 哪些降压药能影响性功能?

在降压药物中,β受体阻滞剂如普萘洛尔(心得安)、阿替洛尔(氨酰心安)、美托洛尔(倍他乐克)等,外周交感神经阻滞剂如利血平、胍乙啶等以及利尿剂氢氯噻嗪(双氢克尿塞)等都会对性功能产生不同程度的影响。因此,如果高血压患者本来就有性功能障碍,应注意尽可能不要服用这些对性功能有影响的降压药,以免加重性功能恶化。对于有性功能障碍或性欲减退的高血压患者,可选用血管紧张素转换酶抑制剂如卡托普利、依那普利、贝那普利等或钙拮抗剂如心痛定、尼群地平等,也可选用α受体阻滞剂如哌唑嗪等。

## 193. 高血压患者过性生活要注意什么?

性生活是人的基本生理需求之一,是人的天性,不应强行禁绝。不过,高血压患者的性生活应持谨慎的态度。因为性生活不仅会消耗一定的体力,同时也是一种包括兴奋与紧张的情感活动。性交过程中,心率加快,心排血量(心输出量)增加,同时,交感神经系统的兴奋性也有所增加,这些变化都会导致血压升高。有学者研究证实,进入性交持续期,收缩压一般可升高2.67～10.7 千帕(20～80 毫米汞柱),舒张压可上升 1.33～5.33 千帕(10～40 毫米汞柱);到达性交高潮期,收缩压可增高5.33～13.30 千帕(40～100 毫米汞柱),舒张压可增高 2.67～6.67 千帕(20～50 毫米汞柱)。

性交过程中的血压升高,只维持很短的几分钟或 10 余分钟,是人体的一种正常的生理反应,在性高潮过后,很快就会恢复到正常状态下的血压水平。所以,性交过程中的血压升高对健康的男女双方均无任何影响。但是,对于高血压患者来说,是否还能与正常人一样照常过性生活呢?专家们认为,对于轻度高血压患者没有必要禁止性生活,每 1～2 周可进行 1 次。但在性交时应避免过分激动;性交动作不可过于激烈,要和风细雨;

性交持续时间不宜过长；避免在酒后、饱餐后性交；避免性交过程中的憋气动作。有节制的性生活对于轻度高血压患者来说一般不会发生危险。中度高血压患者应在药物保护下有节制地进行性生活，以避免性交诱发高血压危象或脑血管意外（即卒中）。每次性交之前 30～60 分钟可先服一次降压药；性交次数应节制，每 2～4 周 1 次为宜；更应避免激烈和持续时间过长。万一在性交过程中出现头痛、头晕、心慌、气急等症状时，应立即终止性交，万不可勉强坚持，应静下来卧床休息，家中备有血压计者可量一下血压，必要时增服 1 次降压药。如症状仍不缓解，则应到医院就诊。重度高血压患者应停止性生活，以免发生意外。这些患者也可用搂抱与身体接触，以及通过亲吻、抚摸和触动对方的嘴唇、身体来代替性交，以使夫妻双方都能得到满足。

以上情况主要是针对男性高血压患者而言。女性高血压患者的性生活问题则有所不同。由于女性在性生活过程中体力消耗比男性小，血压上升的幅度比男性低，所以对于女性高血压患者的性生活安排可以“放宽政策”。轻度高血压患者可以与健康人一样正常过性生活；中度高血压患者可以有节制地过性生活；重度高血压患者经过治疗血压已保持平稳者，也可以在药物保护下有节制地进行性生活，不一定绝对禁止，只是在性交时不宜过度兴奋，不一定要求达到性高潮，以免血压过度升高而发生意外。

中国民间俗称的“马上风”，指的就是人在性交时血压骤然升高，引起脑卒中或心肌梗死，甚至发生猝死。其发生率因属隐私很难得到确切的数据。



## 194. 高血压脑卒中患者与性爱无缘吗？

有些高血压患者发生了脑卒中后，由于治疗及时得当，病情得以康复，遗留下轻重不等的各种后遗症，有的轻症患者甚至无明显后遗症。但康复后这些患者往往从此不再有其他奢求，对性生活更不敢去想，认为能保住命就不错了。他们担心性交会加重病情或引起卒中复发，有的则是自己有要求而妻子不配合，因此，认为自己从此与性爱无缘了。

据调查表明，高血压脑卒中患者虽然都遗留下不同程度的后遗症；但仍有50%以上的患者阴茎能正常勃起，仍有性生活的欲望，甚至有些人仍在过性生活。那么，卒中后是否还可以过性生活呢？专家们认为，如果后遗症轻，病情稳定，而性功能正常者可以有节制地进行性生活。但要注意，性交时情绪不要过于激动，动作不要过猛，每次性交的时间也不宜过长，行动不便者也可采取侧位或女上男下位。有的不一定要达到性高潮，有些也不一定要性交，可用亲吻、搂抱或抚摸的方式获得满足。在性生活过程中，如遇到头痛头晕、心慌胸闷等不适，应立即停止，卧床休息。如症状不缓解必要时可到医院就医诊治。

## 195. 性爱是高血压的良药还是危险因子？

爱情是人类最美好纯真的感情，性是这种情感的活动。许多研究表明，沐浴在爱河的人们，他们机体的神经系统、造血系统、内脏功能、免疫调节功能等都处于最佳状态。他们不仅精力充沛、神清气爽，而且连皮肤都显得细腻滋润，头发光泽柔软，各种感染发病率很低，连伤口都愈合得更快。真是“人逢喜事精神爽”，性爱宛如神奇的美容师。但正如世上万物一样，物极必反，时下流行的激烈情爱也可导致激烈高血压，因为激烈情感释放的大量儿茶酚胺会促使血管收缩，心率加快，血压升高。以“爱你没商量”代替两情相悦，“一次爱个够”代替天长地久，“周末疯狂夜”代替花前月下，“纵欲无度”代替适度有节，“过把瘾就死”

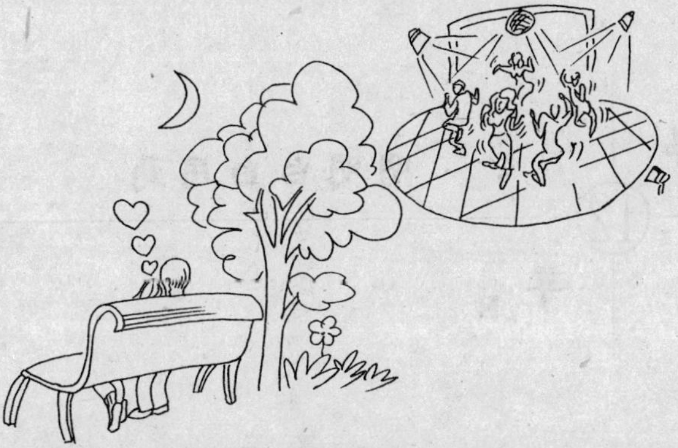

代替白头偕老。结果,疯狂的性爱使双方血压升高,甚至发生心脑血管意外事件。那么,性爱就不再是人们期盼的美容师和保健医了,性爱变成了"此恨绵绵无绝期"。正如一位哲人所说:天堂和地狱之间只有一步之遥。

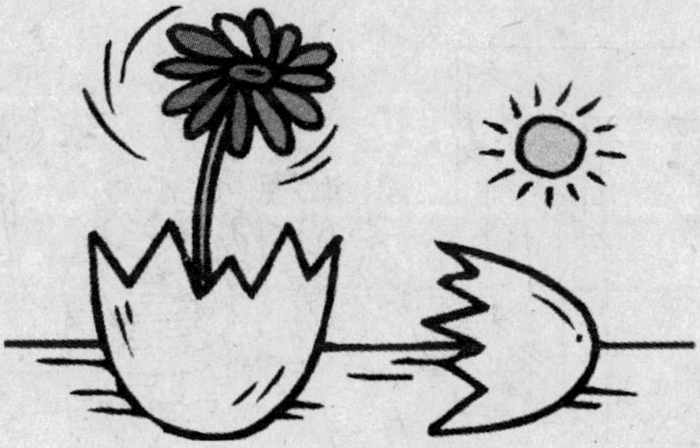

# 第12章 明明白白用药

## 196. 为什么高血压患者要采用药物治疗?

尽管非药物疗法对于高血压的预防以及对所有已患高血压患者的治疗来说都是很重要的,但是,非药物疗法不是绝对的和惟一的,它不能完全代替药物疗法的作用与疗效。对于大多数

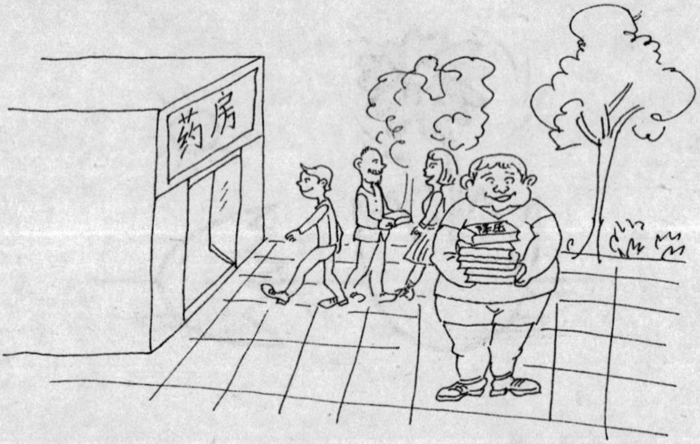


高血压患者来说,尤其是血压增高明显、有靶器官损害以及有糖尿病等危险因素的高血压患者,单纯地改变生活方式往往不能充分有效地将血压控制到理想水平。因此,在采用非药物疗法

的同时，使用降低血压的药物也是非常必要的。并且，绝大多数高血压患者都需要终身服药，保持血压的长期稳定。

## 197. 高血压患者什么情况下需用药物治疗？

高血压患者是否需要采用降压药物治疗，主要取决于患者血压升高的程度，有无心、脑、肾等靶器官的损害以及同时存在的心血管疾病的其他危险因素及临床情况等。根据以上情况对高血压进行绝对危险性分层，评估和判断患者是属于心血管事件危险分层中的低危、中危、高危或极高危组中哪一级。对于高危和极高危组患者，须立即开始进行降压药物治疗以及其他危险因素和有关疾病的治疗。对于中危组患者，应先进行数周的血压和其他危险因素监测，获得进一步的资料后，再决定是否采用降压药物治疗。对于低危组患者，应先进行较长时间的观察后再决定是否采用降压药物治疗。因此，低危、中危患者均应持续采用改善生活方式的措施至少 3 个月，然后再考虑药物治疗。如果 6 个月内仍未达到目标血压，即应开始药物治疗。

另有一组患者应特别提出，即糖尿病和（或）肾功能不全伴有血压正常高值[17.3～18.6/11.3～11.9 千帕（130～139/85～89 毫米汞柱）]者，应考虑及早进行积极的降压治疗，因为新的资料显示，降压治疗可减少肾功能的进一步损害。

## 198. 高血压患者采用药物治疗有何益处？



高血压患者采用降压药物治疗肯定可以降低心血管并发症和病死率。有充分的证据证明，降压治疗可明显降低脑卒中、冠心病事件、心力衰竭和肾脏并发症的发生率，进而明显地降低总病死率。在老年高血压患者，有效地控制血压可以明显地改善患者的预后以及降低冠心病的危险。

根据西方国家大量的随机对照的临床试验结果表明，收缩压每降低 1.33～1.87 千帕（10～14 毫米汞柱）和舒张压每降低 0.67～0.80 千帕（5～6 毫米汞柱），可使脑卒中减少 2/5，冠心病减少 1/6，人群的主要心血管事件减少 1/3。根据我国 4 项临床试验的综合分析，收缩压每降低 1.20 千帕（9 毫米汞柱）和舒张压每降低 0.53 千帕（4 毫米汞柱），可使脑卒中减少 36%，冠心病减少 3%，人群的主要心血管事件减少 34%。

在现有的降压药物中，单独使用其中一种降压药治疗 1 级高血压，多数能降低收缩压约 1.33 千帕（10 毫米汞柱），降低舒张压约 0.67 千帕（5 毫米汞柱）。对于 2、3 级高血压患者，采用药物联合治疗可使血压降低 2.67/1.33 千帕（20/10 毫米汞柱）以上。无论年龄、性别、种族、国家和地区以及治疗前的血压水平如何，使用药物降低血压对于高血压患者来说都是肯定有益的。

## 199. 高血压患者降压药治疗原则是什么？

采用药物降低血压可以有效地降低心血管并发症的发生率和病死率，防止脑卒中、冠心病、心力衰竭和肾脏病变的发生和发展。目前用于治疗高血压的药物品种繁多，作用各异，但其共同的目标是降低血压。根据目前的认识和经验，药物治疗高血压应遵循以下原则：

（1）开始治疗时应用小剂量：为了减少药物的不良反应，开始治疗时应采用最小的有效剂量。如果小剂量的反应较好，但尚未能达到理想的血压控制而且没有不良反应时，可逐步增加剂量，以获得最佳疗效。

（2）采用适当的药物联合：为了增加降压效果而又不增加不

良反应，在使用一种药物治疗效果不够时，可以采用两种或两种以上的药物联合治疗，以达到最大的降压效果。方法是在第一种降压药物疗效不够但又无不良反应时，优先加用小剂量的第二种降压药而不是增加已使用的第一种药物的剂量。如果已使用的第一种降压药疗效不够而且又有不良反应时，应将第一种降压药停掉，改用第二种降压药，而不是增加第一种降压药的剂量或加用第二种降压药。

(3)使用长效降压药：为了有效地防止靶器官损害，要求每日 24 小时平稳降压，并防止从夜间较低血压到清晨血压突然升高而导致的猝死、脑卒中和心脏病发作。要达到此目的，最好使用长效降压药，服药每日 1 次而又有持续 24 小时的降压作用。其标志之一是降压谷/峰比值≥50％，即给药后 24 小时已达到给药终点时，其最低的降压效果应不低于最强的峰效应的 50％。长效降压药的优点是可改善治疗的依赖性，减少血压波动以达到持续平稳地控制血压，对减少主要心血管病事件的危险有较好的效果，而且又可以减少靶器官损害的发生。

## 200. 什么是理想的降压药？

降压药的种类很多，目前已不下百余种。世界卫生组织推荐的 6 大类常用降压药也有数十种。这些降压药的作用机制各有不同，针对每一个不同的个体，怎样合理地选择降压药，什么是自己理想的降压药，这些降压药能不能在满意地控制过高血压的同时，又能预防和逆转高血压并发症，改善患者的生活质量，从而最终降低病死率。因此，如何认识和选择自己理想的降压药，这对每一个高血压患者来说都是非常重要的。然而，在我们目前常用的降压药物中，很多都有不同程度的不良反应，其中有些不良反应还很严重。如有些降压药虽然可使血压降低，但同时可诱发或加重其他疾病，给患者带来不利的影响，以致人们在开始服用降压药时，不得不首先权衡用药的利与弊。为此，人们一直在不断地寻找和研制理想的降压药。那么，什么是理想的降压药呢？理想的降压药应具备以下几个条件：

(1)能改善血流动力学：高血压早期多为心排血量(心输出量)增加而外周阻力正常，晚期多为心排血量下降而外周阻力增加。理想的降压药应能逆转高血压的这种血流动力学改变，同时又能维持各脏器的血流量，不使其功能受损，不影响压力感受器的反射机制，不引起心率加快等不良反应。

(2)服药方便：理想的降压药其半衰期应尽可能地长，也就是长效降压药。其血药浓度维持时间长，降压作用与效果持久，从而使给药次数减少，服用方便，患者易于坚持。

(3)不良反应少：不产生或较少产生不良反应，如加重呼吸系统疾病，诱发消化道溃疡，损害肝肾功能等。对妊娠和胎儿应无影响，不产生性功能障碍等，不引起生化方面的不良反应，如血脂升高，糖代谢紊乱，尿酸增高或凝血机制障碍等。

(4)能逆转高血压所致的靶器官损害：长期的高血压往往产生或加重动脉粥样硬化、心肌肥厚等，进一步导致一系列严重的并发症。理想的降压药应能延缓动脉粥样硬化的进展，逆转心肌肥厚，改善血管的顺应性，减少高血压并发症的发生。

(5)改善生活质量：理想的降压药在产生降压效果的同时，应能保持患者良好的生活质量，不减退记忆力，不影响患者的智力和思维，不产生抑郁症等心理障碍，不产生直立性低血压等。



## 201. 常用的降压药有哪几类？作用怎样？

目前世界卫生组织推荐的最常用的一线降压药物共6大类：①利尿剂；②β受体阻滞剂；③血管紧张素转换酶抑制剂；④

钙拮抗剂；⑤$\alpha_1$受体阻滞剂；⑥血管紧张素Ⅱ受体拮抗剂。其作用分别叙述如下：

(1)利尿剂：利尿剂常作为基础降压药，主要用于治疗轻、中度高血压，尤其是常用于治疗老年人高血压或并发心力衰竭的高血压患者。对痛风患者禁用，对糖尿病和高脂血症患者慎用。现多主张小剂量使用，这样可以避免出现低血钾、糖耐量降低和心律失常等不良反应。可以选择使用的利尿剂有：噻嗪类利尿剂，如氢氯噻嗪(双氢克尿塞)；袢利尿剂，如呋塞米(速尿)；保钾利尿剂，如氨苯蝶啶、阿米洛利、螺内酯(安体舒通)以及吲达帕胺(钠催离，寿比山)等。

(2)β受体阻滞剂：β受体阻滞剂为安全有效的一线降压药。主要用于治疗轻度、中度高血压，尤其是适用于静息时心率较快(>80 次/分)的中青年患者或合并心绞痛的高血压患者。心脏传导阻滞、哮喘、慢性阻塞性肺病及外周血管病患者禁用。胰岛素依赖型糖尿病患者慎用。可以选择使用的β受体阻滞剂有：美托洛尔，阿替洛尔，比索洛尔等。

(3)血管紧张素转换酶抑制剂：是安全有效、广泛用于治疗高血压的一线降压药。主要用于高血压合并糖尿病或者高血压并发心功能不全，高血压并发肾脏损害、有蛋白尿的患者。对于高血压合并妊娠、高血压合并肾功能衰竭(血肌酐>265μmol/L)以及肾动脉狭窄引起的高血压患者禁用。可以选择使用的血管紧张素转换酶抑制剂有卡托普利，依那普利，贝那普利，培哚普利，西拉普利，雷米普利，赖诺普利等。

(4)钙拮抗剂：钙拮抗剂降压效果确切，有良好的血流动力学效应，对代谢无不良影响，是常用的一线降压药。可用于治疗各种程度的高血压，尤其适用于老年高血压或合并有稳定型心绞痛的高血压患者。对于高血压合并心脏传导阻滞和心力衰竭的患者禁用非二氢吡啶类钙拮抗剂，如维拉帕米、地尔硫䓬。不稳定型心绞痛和急性心肌梗死时禁用短效二氢吡啶类钙拮抗剂。使用钙拮抗剂治疗高血压应优先选择使用长效钙拮抗剂，如氨氯地平(络活喜)、非洛地平控释片(波依定)、硝苯地平缓释片、拉西地平、维拉帕米缓释片等。一般情况下也可使用硝苯地平或尼群地平普通片，慎用硝苯地平速效胶囊。

(5)$\alpha_1$受体阻滞剂：$\alpha_1$受体阻滞剂也是安全有效的一线降压药，对脂代谢和糖代谢不但无不良影响，还有改善脂代谢异常和糖耐量异常的作用。主要用于高血压和心功能不全的治疗，更适用于合并有脂代谢异常和糖耐量异常的高血压患者。主要的不良反应为直立性低血压，尤其多见于老年人，故老年人高血压及自主神经功能障碍者慎用。常见的$\alpha_1$受体阻滞剂有：哌唑嗪、特拉唑嗪、多沙唑嗪等。

(6)血管紧张素Ⅱ受体拮抗剂：是最新被推荐使用的一线降压药。血管紧张素Ⅱ受体拮抗剂与血管紧张素转换酶抑制剂有许多相同的特点，对心力衰竭患者有特别的应用价值。它无钙拮抗剂的踝部水肿不良反应，无$\alpha_1$受体阻滞剂的直立性低血压不良反应，亦无血管紧张素转换酶抑制剂的咳嗽不良反应，安全性及耐受性均好。其适用和禁用对象与血管紧张素转换酶抑制剂相同，而又优于后者。常用的制剂有：氯沙坦(洛沙坦)，缬沙坦等。

## 202. 利尿剂的降压作用怎样？



利尿剂的降压作用温和，不良反应轻，无耐药性，可长期应用，所以被推荐为治疗高血压的一线药物，可单独用于治疗轻度高血压患者。这类药物除降低血压外，还能加强其他降压药的效力，特别是一些可引起水钠潴留的降压药(如抑制交感神经的药物)和血管扩张药。因此，常将利尿剂与其他降压药合用治疗中、重度高血压。在降压药的一些复方制剂中常含有利尿剂也是基于这个道理。

## 203. 常用的利尿降压制剂有哪些?

(1)噻嗪类利尿剂:噻嗪类利尿剂主要是通过其排钠利尿作用,造成一定程度的钠和水的负平衡,使血容量减少,从而使血压下降。可单独应用治疗轻度高血压,也可与其他降压药联合使用治疗中度或重度高血压。这种药物的联合,既可增强药物疗效又可减少不良反应。尤其适用于轻度或中度高血压、老年人单纯性收缩期高血压或并发心力衰竭的高血压患者。

噻嗪类利尿剂的主要不良反应有:疲倦、乏力,长期或较大剂量服用可引起低血钾、低血钠、低血氯症,还能引起血糖升高、血脂升高及血尿酸升高等。目前多主张小剂量使用,对血糖和血脂代谢的影响较小。常用的制剂为:氢氯噻嗪(双氢克尿塞)12.5~25毫克,每日1~2次,口服。该药也是我国两个常用的复方制剂复方降压片和降压0号的组成部分。如此小剂量的利尿剂很少会对血糖和血脂代谢产生不良影响,也很少引起低血钾症。如有必要,对有糖尿病或血脂异常的高血压患者仍可使用。此外,小剂量利尿剂与血管紧张素转换酶抑制剂、钙拮抗剂等其他降压药物联合应用时,常可提高降压效果,实现血压的满意控制。

(2)其他利尿剂

①螺内酯(安体舒通):是一种合成的抗醛固酮制剂,它主要作用于肾皮质部集合管的$Na^+$、$K^+$交换过程,出现排钠保钾作用,又称为排钠保钾利尿剂。一般每次20毫克,每日1~2次,口服。其利尿作用较弱,故常与排钾利尿药(如双氢克尿塞)合用,既可以增强利尿降压的效果,又可克服后者的低血钾不良反

应。此药主要用于醛固酮增多的高血压患者，或作为两种利尿药联合用药时的配伍使用。单独应用可产生高血钾症。其他的不良反应较少，偶尔可出现困倦、头痛、皮疹。长期使用可出现多毛、阳萎、月经不调或男性乳房发育等不良反应，停药后可迅速消失。

②氨苯蝶啶：其作用与安体舒通相似。主要作用于肾皮质部集合管，抑制 $Na^{+}$、$K^{+}$ 交换，出现排钠保钾的利尿降压作用（但其作用机制不是通过抗醛固酮），亦为排钠保钾利尿药。一般用量为每次 50 毫克，每日 1～2 次，口服。本药作用较弱，常与排钾利尿药（如双氢克尿塞）合用，既能增强两者的利尿降压作用，又能使两者的排钾与保钾作用互补，降低其低血钾或高血钾的不良反应。

③呋塞米（速尿）：属于强效利尿剂，其利尿作用强，发挥作用快，但其降压效果却与噻嗪类利尿药相似，可用于伴有肺水肿或肾功能衰竭的高血压患者。实验研究和临床应用表明，服用作用强度不同的利尿剂，所产生的降压效果大致相同。因此，那些利尿作用虽然较弱，但对血容量和电解质影响较小的利尿药对患者更为有利，这也是临床上一般较多应用噻嗪类利尿剂而较少应用速尿等强效利尿剂治疗慢性高血压的原因。

④吲达帕胺（又名钠催离或寿比山）：为新近较常应用的一种具有钙拮抗作用的利尿降压药。其作用时间长，每日 1 次，口服即可，对合并糖尿病、高脂血症的患者无不良影响。



## 204. β受体阻滞剂的降压作用怎样？

β受体阻滞剂既是安全有效的常用的一线降压药物，同时，又是重要的抗心绞痛药物。它具有抑制交感神经活性及肾素的分泌、降低心排血量、降低血压、减慢心率、减少心肌耗氧量等作用。β受体阻滞剂在治疗高血压的同时，还有延缓和逆转心肌肥厚的作用，从而进一步减少心血管并发症。β受体阻滞剂在心绞痛的治疗以及心肌梗死的治疗和二级预防中，都具有重要的作用。对于高血压伴有冠心病心绞痛、尤其是不稳定性心绞痛的患者，对于心肌梗死后仍有高血压的患者以及高血压伴有心率偏快的患者，β受体阻滞剂都是最好的适应证，应为首选。国人对于β受体阻滞剂的耐受剂量明显小于西方欧美国家患者的剂量。但就目前我国患者所使用的β受体阻滞剂的剂量来说，仍然明显低于应当使用的有效剂量。主要原因是人们对心率减慢的顾虑。β受体阻滞剂的合适剂量为：既能有效地控制血压，又在患者清醒、静息状态下心率不低于 50 次/分。这种心率一般不会对患者产生不良影响。

β受体阻滞剂对支气管哮喘、慢性阻塞性肺部疾病、Ⅱ度及Ⅱ度以上的房室传导阻滞、窦性心动过缓等患者禁用。β受体阻滞剂可掩盖糖尿病患者由胰岛素诱发的低血糖症状，对血糖及血脂均可有不利的影响。因此，糖尿病及高脂血症的患者应慎用β受体阻滞剂。长期使用β受体阻滞剂的患者不可突然停药，否则，可致“停药综合征”，表现为高血压患者血压反跳、心绞痛患者症状发作等。

## 205. 常用的β受体阻滞剂有哪些？

目前常用的β受体阻滞剂及其用法：美托洛尔（倍他乐克）25～100 毫克，每日 1～2 次；阿替洛尔（氨酰心安）25～75 毫克，每日 1～2 次；索他洛尔 20 毫克，每日 3 次；比索洛尔 2.5～5 毫克，每日 1 次。

## 206. 什么是血管紧张素转换酶抑制剂?

血管紧张素转换酶抑制剂(英文缩写 ACEI)是近十几年来广泛应用于临床的一线降压药。它对于轻、中、重度高血压均适用。此类药物与利尿剂(如双氢克尿塞)、β受体阻滞剂(如倍他乐克)等合用,降压效果更佳。ACEI 类药物可降低外周血管阻力,减轻水钠潴留,因而减轻心脏的前、后负荷,故也广泛用于治疗慢性充血性心力衰竭。ACEI 在降低血压的同时,还可逆转高血压引起的左心室肥厚,因此,更适用于高血压伴有左心室肥厚的患者。ACEI 类药物还可以在急性心肌梗死的早期干预心室重构,以及恢复血管的内皮功能,因此,具有显著的心脏和肾脏的保护作用。

ACEI 类药物最常见的不良反应是咳嗽。较少见的不良反应可有皮肤斑丘疹、白细胞减少、一时性味觉缺乏及高血钾症,更少见的还有血管神经性水肿。孕妇、肾动脉狭窄及肾功能衰竭患者禁用。服用 ACEI 类药物期间,应定期检查血象、电解质和肾功能,注意有无血钾升高。此类药物勿与保钾利尿药(如安体舒通、氨苯蝶啶)合用。

## 207. 血管紧张素转换酶抑制剂降压作用怎样?



血管紧张素转换酶抑制剂(ACEI)是广泛用于治疗高血压的安全有效的一线降压药。它是通过抑制血管紧张素转换酶的作用,减少血管紧张素Ⅱ的生成,从而使血管扩张,血压下降。ACEI 还能减轻心脏前、后负荷,改善心功能。目前认为,ACEI 可作为治疗各种原因引起的心功能不全的常规用药。此外,它还能改善心室重构,逆转高血压引起的心室肥厚,保护缺血的心肌，以及减少蛋白尿，保护肾功能等。长期应用对血糖、血脂均无不良影响。临床上主要用于高血压合并糖尿病、高血压并发心功能不全以及高血压并发肾功能损害有蛋白尿的患者。对于高血压合并妊娠、肾动脉狭窄性高血压以及高血压合并肾功能衰竭的患者禁用。

## 208. 常用的血管紧张素转换酶抑制剂有哪些？

常用的 ACEI 类药物及其用法：卡托普利 12.5～25 毫克，每日 2～3 次；依那普利 10～20 毫克，每日 1～2 次；贝那普利（洛丁新）10～20 毫克，每日 1 次；培哚普利（雅施达）4～8 毫克，每日 1 次；西拉普利 2.5～5 毫克，每日 1 次；雷米普利 2.5～5 毫克，每日 1 次；赖诺普利（捷赐瑞）20～40 毫克，每日 1 次；福新普利（蒙诺）10～40 毫克，每日 1 次。

## 209. 钙拮抗剂的降压作用怎样？

钙拮抗剂的降压效果确切，起效迅速，有良好的血流动力学效应，对糖代谢和脂代谢均无不良影响，又能逆转高血压引起的左心室肥厚，是广泛用于治疗高血压的一线降压药。钙拮抗剂的降压作用特点是：

（1）对高血压患者降压幅度大、疗效确切，但对正常血压者，钙拮抗剂的降压反应不明显。

（2）降压作用起效快。

（3）在降低血压的同时，不影响冠状动脉、脑及肾脏的血流。

（4）突然停药不会引起血压反跳。

（5）长期治疗可逆转高血压引起的左心室肥厚。

（6）对血糖、血脂及电解质（钾、钠、氯）均无不良影响。

钙拮抗剂适用于各种程度的高血压,尤其是老年人高血压、单纯收缩期高血压或合并有稳定性心绞痛的高血压。钙拮抗剂可分为双氢吡啶类和非双氢吡啶类。双氢吡啶类钙拮抗剂包括硝苯地平、尼群地平、尼索地平、尼卡地平、尼莫地平、氨氯地平、非洛地平等;非双氢吡啶类钙拮抗剂包括维拉帕米(异搏定)和地尔硫䓬。钙拮抗剂的不良反应是反射性地激活交感神经,引起心率增快。双氢吡啶类钙拮抗剂可引起面部潮红、踝部水肿。非双氢吡啶类钙拮抗剂有负性变力作用和加重窦性心动过缓及房室传导阻滞的危险。维拉帕米还有便秘的不良反应。

短效钙拮抗剂硝苯地平(心痛定)是我国目前最常用的降压药物之一,但由于其增快心率的作用,不利于心肌缺血的控制,以及可能促使心肌缺血事件的发生,使用大剂量(>60 毫克/日)时,可能增加已患心肌梗死患者的病死率。因此,使用硝苯地平应注意保持小剂量(<60 毫克/日),应在使用β受体阻滞剂的基础上联合用药。另外,新近的研究表明,长效钙拮抗剂如氨氯地平(络活喜)、非洛地平缓释片(波依定)、硝苯地平缓释片或控释片(拜新同)等,无以上对心肌缺血、心肌梗死等冠心病事件的不利作用。

## 210. 常用的钙拮抗剂有哪些?

常用的钙拮抗剂及其用法:

长效钙拮抗剂有:氨氯地平 2.5～10 毫克,每日 1 次;非洛地平缓释片 5～20 毫克,每日 1 次;硝苯地平控释片 30 毫克,每日 1 次;拉西地平 4～6 毫克,每日 1 次;维拉帕米缓释片 120～240 毫克,每日 1 次。

中短效钙拮抗剂有:硝苯地平 10～20 毫克,每日 2～3 次;尼群地平 10～20 毫克,每日 2～3 次。

临床试验证明，中短效钙拮抗剂作为一线降压药，不仅降压疗效确切，价格低廉，还能降低心、脑血管并发症，尤其是降低脑卒中的发生率和病死率，在我国仍有较大的临床应用价值。

## 211. α 受体阻滞剂的降压作用怎样？

α 受体阻滞剂是安全有效的一线降压药，它通过选择性地阻滞 α 受体，降低外周血管阻力，使血压下降。这类药物对血脂代谢和血糖代谢不但无不良影响，反而有改善血脂异常及糖耐量异常的作用。α 受体阻滞剂在临床上主要用于高血压及心力衰竭的治疗，更适用于血脂或血糖异常的高血压患者。α 受体阻滞剂的主要不良反应是容易引起直立性低血压，尤多见于老年人。故老年人用此药时应慎重。

## 212. 常用的 α 受体阻滞剂有哪些？

常用的 α 受体阻滞剂及用法：哌唑嗪 1 毫克，每日 2～3 次；多沙唑嗪 1～16 毫克，每日 1 次；特拉唑嗪 1～20 毫克，每日 1 次。

## 213. 血管紧张素Ⅱ受体拮抗剂降压作用怎样？

血管紧张素Ⅱ受体拮抗剂是最新推荐使用的一类一线降压药，这类药物与血管紧张素转换酶抑制剂有许多相同的特点，不仅对治疗高血压和心力衰竭有很好的疗效，而且对心脏和肾脏都有显著的保护性作用。其适应证和禁忌证与血管紧张素转换酶抑制剂相同。但无咳嗽的不良反应，因而优于后者。

## 214. 常用的血管紧张素Ⅱ受体拮抗剂有哪些？

常用的血管紧张素Ⅱ受体拮抗剂和用法为：氯沙坦 50～100 毫克，每日 1 次；缬沙坦 80～160 毫克，每日 1 次。

## 215. 其他常用降压药有哪些？作用怎样？

世界卫生组织推荐用于一线的六大类降压药已为大家所熟悉，即利尿剂、β受体阻滞剂、血管紧张素转换酶抑制剂、钙拮抗剂、α受体阻滞剂和血管紧张素Ⅱ受体拮抗剂。除此之外，还有以下几种常用的降压药：

(1)作用于中枢交感神经的降压药：其代表药物是 20 世纪 70 年代初期在临床上广为应用的可乐定(可乐宁)及甲基多巴。因这类药物的不良反应较近几年世界卫生组织推荐的六大类一线降压药物多，所以目前仅在上述一线降压药疗效不佳时偶尔选用之。但需要指出的是，甲基多巴目前仍然是一个经过认定有效的、能用于治疗妊娠高血压的重要药物。

(2)作用于外周交感神经的降压药：其代表药物也是曾被临床广为使用的利血平和胍乙啶。利血平是印度产的萝芙木中所含的一种生物碱制剂，国产萝芙木所含的总生物碱制剂叫做“降压灵”。利血平的不良反应较多，不宜作为一线的降压药物，也不宜长期服用。但在低收入人群中，从价格低廉考虑，利血平仍可选用。不过其剂量应较以往使用的剂量明显减小，特别是小剂量利血平和利尿剂(双氢克尿塞)等联合配制的复方降压片的降压效果好，价格又低廉，仍不失为一种选择。胍乙啶的降压作用强而持久，但其不良反应大，目前临床很少应用。

(3)作用于血管平滑肌的血管扩张药：这类药物可直接作用

于小动脉血管平滑肌，使血管扩张，血压下降。其代表药物是过去常用的口服降压制剂肼屈嗪（肼苯哒嗪）和米诺地尔（长压定），静脉制剂有硝普钠。由于此类药物的不良反应较多，如心动过速、头痛、水钠潴留等，因而不作为一线降压药，一般也不单独使用，仅在其他降压药无效时加用此类药物。值得一提的是：长压定，其降压作用强而持久，同时又能增加肾脏血流量，保护残余的肾功能。因此，对于高血压合并肾功能不全的重症患者，在其他降压药物效果较差时，仍可为临床医师所选用。此外，硝普钠是最强的血管扩张药物，只能供静脉滴注，临床上常用于高血压急症以及严重左心衰竭患者的救治。

## 216. 复方降压制剂有哪些？作用怎样？

自 20 世纪 50 年代末 60 年代初以来，复方降压片一直在我国广泛用于治疗高血压，它对于降低血压、减少高血压的并发症如脑卒中的发生率和病死率都起到了一定的作用，至今仍有不少基层医疗单位和医务人员习惯用一些复方降压制剂治疗高血压。有的患者也常自己到药店购买。目前市场上销售的复方降压制剂有复方降压片、复方降压宁（复方罗布麻片）、复方降压平（降压 0 号）等。从复方降压制剂的组成成分看，少者有数种，多者可有 10 余种药物。例如：复方降压片，每片含利血平 0.03125 毫克，双肼苯达嗪 3.125 毫克，双氢克尿塞 3.125 毫克，异丙嗪 2.083 毫克，氯氮䓬（利眠宁）2 毫克，维生素 $B_1$、维生素 $B_6$、泛酸钙各 1 毫克，氯化钾 30 毫克，三硅酸镁 30 毫克。复方罗布麻片中，除罗布麻叶、野菊花、防己成分以外，其余同复方降压片。以目前高血压治疗的观点看来，这些复方降压制剂的药物配伍不尽合理。利血平能透过血脑屏障进入脑组织，具有镇静作用。小剂量应用（0.05～0.10 毫克/日）时患者可较好地耐受,但如长期应用,可有引起或加重抑郁症的危险。肼苯达嗪虽然有明显的降压作用,但目前的研究证明,它不但无逆转左心室肥厚的作用,而且还会使心脏重量增加,这显然不能用于高血压合并左心室肥厚的患者。双氢克尿塞长期应用,也会对糖代谢和脂肪代谢产生不良的影响。高血压的治疗应遵循个体化的原则。对于高血压合并有高血脂、糖尿病、左心室肥厚以及老年患者,最好勿用或慎用复方降压片。当然,如果对于低收入人群,从价格考虑,也不失为一种选择。

## 217. 怎样合理选择降压药?

降压药的选择主要取决于药物对患者的降压效果和不良反应。对每个具体患者来说,能有效地控制血压并适宜长期服用的药物就是合理的选择。在选择过程中,还应该考虑患者靶器官受损的情况和有无糖尿病及血脂、尿酸的代谢异常以及降压药与所使用的其他药物之间的相互作用等。另外,影响降压药选择的重要因素还有患者的经济承受能力和药物的供应情况。就目前我国的医疗现状和较低的治疗率而言,尽可能地在一般高血压患者中推荐使用价廉的降压药物,首先提高治疗率,然后,在此基础上逐步提高控制率。

高血压患者选择降压药应因人而异,采取个体化,可参考以下原则:

(1)年轻人高血压:如为交感神经占优势,心率快者,首选β受体阻滞剂。

(2)老年人高血压:单纯收缩期高血压,表现为血管张力增加,肾素活性下降,压力反射功能减退,易发生直立性低血压,故降压宜缓慢,首选利尿剂或长效双氢吡啶类钙拮抗剂;对心率缓慢者宜选用钙拮抗剂或血管紧张素转换酶抑制剂(ACEI),不宜用β受体阻滞剂。

(3)肥胖者高血压：肥胖者的血容量一般比正常人增加，其心排血量也增加，故宜选用利尿剂。

(4)伴有糖尿病肾病、蛋白尿的高血压：应首选血管紧张素转换酶抑制剂(ACEI)，它可减少蛋白尿，延缓肾功能恶化。

(5)伴有左心室肥厚的高血压：应首选血管紧张素转换酶抑制剂(AECI)，它对逆转左心室肥厚优于其他降压药。

(6)伴有冠心病、心绞痛的高血压：应首选β受体阻滞剂。

(7)伴有心肌梗死的高血压：应首选β受体阻滞剂及血管紧张素转换酶抑制剂(ACEI)。

(8)伴有充血性心力衰竭的高血压：应首选血管紧张素转换酶抑制剂(ACEI)与利尿剂。

(9)伴有肾功能不全的高血压：应选择血管紧张素转换酶抑制剂(ACEI)及利尿剂。使用 ACEI 时应从小剂量开始，并监测肾功能；血肌酐明显增高时，应使用袢利尿剂。高血钾者或双侧肾动脉狭窄者禁用 ACEI。

(10)伴有高脂血症的高血压：可选用血管紧张素转换酶抑制剂(ACEI)、钙拮抗剂或α受体阻滞剂。

## 218. 怎样合理使用降压药？

不论选择何种降压药物，其使用原则是：

(1)开始应用小剂量：对于大多数高血压患者来说，为了减少药物的不良反应，降压药的使用应从小剂量开始。如果小剂量的反应较好，但尚未能达到理想的血压控制而且没有不良反应，即可根据患者的年龄和需要，缓慢地逐渐递增剂量。

(2)联合用药：使用适当的药物联合，以达到最大的降压效果，同时减少不良反应。一般可先用某一类降压药，如能达到疗效而不良反应又少，可继续使用；如疗效不满意而无不良反应，则可按照联合用药的原则加用另一类降压药或改用另一类降压药。

(3)合理选择：如使用某一类降压药后出现不良反应而不能耐受，则应改用另一类降压药而不是增加原有降压药的剂量，也不宜在原有降压药的基础上联合应用另一类降压药。

(4)提倡应用长效作用的降压药：应用长效降压药每日只需服药 1 次，既能减少服药次数，又能提供 24 小时持续的降压效果。

(5)个体化用药：应遵循个体化的用药原则，因人而异地使用降压药。

## 219. 降压药联合使用的配伍原则是什么？

目前世界卫生组织推荐的六大类一线降压药中，每一类均可用单一药物来治疗高血压。但近年来的研究认为：高血压治疗的最大疗效的取得有赖于更大程度地降低血压。而要做到这一点，单药治疗常力不能及，如果增大剂量，又易出现不良反应。国际上的大规模临床试验证明，联合用药可以更有效地和更大程度地降低血压。两种或几种不同类型的降压药物联合应用所产生的降压效果大于任何一种单一药物的治疗效果。

联合用药的配伍原则是：

(1)选择两种或几种合适的降压药联合使用，每一种降压药的剂量不必太大。

(2)所选用的几种药物其治疗作用应有相互协同或至少相加的作用，其不良反应能相互抵消或至少不重叠相加。

(3)联合用药时所用的药物种类不宜过多，过多则可能发生复杂的药物相互作用。因此，使用两种或几种药物进行配伍有其药理学的基础。

目前认为比较合理的配伍方法是：

(1)血管紧张素转换酶抑制剂(ACEI)或血管紧张素Ⅱ(AngⅡ)受体拮抗剂与利尿剂合用。

(2)钙拮抗剂(二氢吡啶类)与β受体阻滞剂合用。

(3)钙拮抗剂与血管紧张素转换酶抑制剂(ACEI)合用。

(4)β受体阻滞剂与利尿剂合用。

(5)β受体阻滞剂与α受体阻滞剂合用。

## 220. 降压药联合使用有什么益处?

如果在最先选择使用的一种降压药已用至足够的剂量，但仍不能满意地控制血压，而患者对此药的耐受性又良好，无明显不良反应时，可在继续使用第一种降压药的基础上加用第二种降压药，这样联合用药的好处是：可以减少每一种降压药的剂量，由于几种降压药的相互协同作用，不但能提高疗效，而且可以减少药物的不良反应。例如：很小剂量的利尿剂与血管紧张素转换酶抑制剂(ACEI)、β受体阻滞剂、钙拮抗剂或α受体阻滞剂等分别联合使用，可以明显增强其他降压药的治疗作用和效果，而不产生或较少产生不良反应；小剂量的血管紧张素转换酶抑制剂(如卡托普利)与非双氢吡啶类钙拮抗剂(如地尔硫䓬或维拉帕米)联合使用，比单独使用一种降压药能更显著地减少患者的蛋白尿；双氢吡啶类钙拮抗剂[如硝苯地平(心痛定)或氨氯地平(络活喜)]与血管紧张素转换酶抑制剂(如卡托普利或贝那普利)联合使用，可减轻单用钙拮抗剂时出现的踝部水肿等。

联合用药一般应选择降压机制不同，但降压作用相加甚至协同，而不良反应又能互相抵消的药物，如β受体阻滞剂[美托洛尔(倍他乐克)]与双氢吡啶类钙拮抗剂(硝苯地平)的联合。

那些不良反应相加的两类或几类降压药一般不宜联合使用，如β受体阻滞剂[普萘洛尔（心得安），倍他乐克等]不应与非双氢吡啶类钙拮抗剂（维拉帕米，地尔硫䓬）联合使用，因为两者都有负性变力作用、负性变时作用和负性传导作用。

## 221. 什么是长效降压药？有什么优点？

长效降压药就是将原来作用时间较短的普通型降压药通过剂型改革或结构改组，使其在体内的作用时间延长。这样，既能延长药物作用的时间，减少给药次数，便于患者接受，同时，又能较长时间地将患者体内的药物浓度维持在一个比较稳定的水平，以提高疗效，减少不良反应。长效降压药可分为两大类：一类是采用先进的激光打孔、控制释放技术，将普通型降压药改变为控释型或缓释型，使药物在体内缓慢均匀地释放，以达到药物作用时间长、降压持续平稳的效果。如硝苯地平缓释片或控释片（拜新同）、非洛地平缓释片（波依定）及地尔硫䓬缓释片、维拉帕米缓释片等。另一类是将普通型降压药的化学结构进行改组，以改变其吸收、代谢和排出的过程，使其半衰期延长，以达到药物作用时间长、降压持续平稳的目的。如氨氯地平（络活喜）、拉西地平、贝那普利（洛汀新）、培哚普利（雅施达）、赖诺普利（捷赐瑞）等。

理想的降压药物不仅要能够有效地降低过高的血压，无不良反应；同时，还要能持续平稳地降压，避免血压波动，这是非常重要的。因为血压波动是导致靶器官（如心、脑、肾）损伤的独立危险因素。而长效降压药就具备药物作用时间长、降压持续平稳、对靶器官的损害相对较小的优点。

## 222. 为什么提倡使用长效降压药?

对于高血压的治疗,如果条件许可,应提倡尽可能使用长效降压制剂,因为使用长效降压药有许多益处。

(1)长效降压药只需每日服药 1 次,就能 24 小时持续平稳地降压。这样,既保证了疗效,又减少了服药次数,方便了患者。

(2)长效降压药对血压的控制持续平稳,减少了血压的波动,从而减少了高血压对心、脑、肾等靶器官的损伤,这对于防止和减少主要心血管事件发生的危险,有较好的效果。

(3)高血压患者夜间血压较低,而清晨从睡眠中醒来之后血压会突然升高,这种血压的波动和生物钟现象,常常导致急性心肌梗死、脑卒中和猝死的发作。而长效降压药能够持续平稳地降低血压,对预防和避免这些严重心脑血管事件的发生有重要作用。

(4)对某些药物来说,由于服用的次数减少,可能降低费用。

## 223. 怎样按照个体化原则选用降压药?

高血压的发病因素较为复杂,对每个高血压患者来说都不尽相同。因此,在高血压的治疗方面,也要根据每个患者的病理生理特点来选择相应的降压药物,这就是我们所说的用药个体化的原则。降压药的选择,要根据不同患者病程的长短,病情的轻重,有无并发症及合并其他疾病的情况,还要根据药物的降压效果,可能发生的不良反应以及能否预防或逆转心血管并发症等来决定。其个体化的用药原则如下。

(1)不同年龄的高血压:年轻人有一种叫高循环动力状态的高血压,这种高血压的特点是心排血量(心输出量)增加而总的外周阻力不变。对此种类型的高血压宜首选β受体阻滞剂[如美托洛尔(倍他乐克)、阿替洛尔(氨酰心安)等]。因为β受体阻滞剂对心脏有负性收缩和负性传导作用,能使心排血量下降,从而产生降压效果。老年人高血压宜选用钙拮抗剂和利尿剂。应避免使用利血平及其他能进入血脑屏障的药物,以防发生抑郁症和嗜睡。哌唑嗪、胍乙啶等易引起直立性低血压,老年人应慎用。

(2)妊娠高血压:对于妊娠高血压患者可选用甲基多巴、肼屈嗪(肼苯达嗪)、硫酸镁或β受体阻滞剂。但血压不宜降至正常以下,以免影响胎盘供血,损害胎儿。利血平、胍乙啶和利尿剂能通过胎盘或者在乳汁中出现过多,故孕妇和哺乳期妇女应慎用。血管紧张素转换酶抑制剂(卡托普利、依那普利等)能增加胎儿死亡以及使新生儿发生肾衰竭和死亡,孕妇禁用。

(3)有心脏并发症的高血压:已有高血压性心脏损害如心室肥厚的高血压患者,宜选用血管紧张素转换酶抑制剂、β受体阻滞剂和钙拮抗剂,因为这些类型的降压药在降低血压的同时,还能逆转或减轻高血压引起的心室肥厚;有心率快、心动过速、室性早搏的高血压患者,宜选用β受体阻滞剂,因为它即可以减慢心率、控制早搏,还可以减轻左心室负荷,降低心肌耗氧量,减轻心绞痛的发作以及防止心肌梗死复发的作用;对有心力衰竭的高血压患者,宜选用利尿剂、血管紧张素转换酶抑制剂和α受体阻滞剂;对有主动脉夹层血肿的高血压患者,宜选用β受体阻滞剂和非二氢吡啶类钙拮抗剂(如维拉帕米,地尔硫䓬),而不宜用血管扩张剂。

(4)伴有肾脏病变的高血压:对伴有肾功能不全的高血压患者,可选用对肾功能影响较小的袢利尿剂如呋塞米(速尿)、血管扩张剂如肼屈嗪(肼苯达嗪)、米诺地尔(长压定)以及经肝脏代谢的β受体阻滞剂如普萘洛尔(心得安)、美托洛尔(倍他乐克)

等，而不宜选用经肾脏排泄的β受体阻滞剂阿替洛尔（氨酰心安），也不宜用降低肾小动脉血流量的胍乙啶及反射性收缩肾小动脉、降低肾灌注压的噻嗪类利尿剂氢氯噻嗪（双氢克尿塞）。肾功能不全患者也不宜用保钾利尿剂。对双侧肾动脉狭窄性高血压患者忌用血管紧张素转换酶抑制剂。

（5）伴有消化系统疾病的高血压：伴有胃病的高血压患者忌用利血平、复方降压片或降压 0 号，因为此类降压药能增加胃酸分泌，使溃疡加重，甚至引起胃肠道出血。伴有肝脏病的高血压患者忌用甲基多巴、帕吉林（优降宁）。

（6）伴有呼吸系统疾病的高血压：有支气管哮喘、慢性支气管炎、肺气肿和肺心病的高血压患者，宜选用钙拮抗剂和α受体阻滞剂，也可选用血管紧张素转换酶抑制剂和利尿剂，而不宜用β受体阻滞剂。

（7）伴有内分泌疾病和代谢疾病的高血压：伴有糖尿病的高血压患者，宜选用血管紧张素转换酶抑制剂和α受体阻滞剂，因为前者可延缓糖尿病肾病的进展；β受体阻滞剂尽管有掩盖降糖药所致的低血糖反应（如心动过速、心慌）的不利一面，但它能减少冠心病事件的发生，故必要时小剂量应用也是可以的。利尿剂可使机体对胰岛素产生抵抗，使血糖不易控制，故不宜大剂量应用；利尿剂还可以使血尿酸增高，故伴有痛风的高血压患者不宜用利尿剂；利尿剂和β受体阻滞剂还可使三酰甘油（甘油三酯）和胆固醇升高，故两者均不宜用于伴有高脂血症的高血压患者。

（8）伴有神经、精神系统疾病的高血压：伴有缺血性脑血管病（如脑梗死）的高血压患者，应避免使用可引起直立性低血压的降压药，如α受体阻滞剂；伴有雷诺现象的高血压患者，可选用钙拮抗剂、α受体阻滞剂和利尿剂，而应避免使用β受体阻滞剂；有精神忧郁的高血压患者不宜用利血平、甲基多巴、可乐定，因为这些药物可使抑郁症病情加重，甚至有导致患者自杀的危险；对有偏头痛的高血压患者，可选用钙拮抗剂。

## 224. 怎样掌握和调整降压药的剂量?

在开始使用药物治疗时，对于大多数非重症和非急症高血压患者来说，其降压药的使用剂量，一般应从最小的有效剂量开始用药，以避免血压下降过快、过猛而导致不良反应。如果用药1～2个月后血压仍未能控制而又无不良反应，可增加剂量；如果出现不良反应，患者不能耐受，则应改用另一类药物。这样，可能需要数月的摸索，方可使血压得到满意地控制而又避免药物的不良反应。一般不要过快、过急地增加剂量，也不要频繁更换药物的品种。如长效降压药氨氯地平(络活喜)一般要在连续服药1周左右才开始有明显的降压作用，最显著的作用要在用药6周。因此，在某种药物尚未发挥最好的作用之前，患者不应急于换药。增加剂量亦应在用药2个月左右时考虑。在此期间，对轻、中度高血压患者均无须联合应用短效降压药(如硝苯地平)降压。测量血压应在每天的同一时间进行。对重症高血压或血压水平较高者，应较早递增剂量或合并用药，以便及早控制过高的血压。

对于非重症和非急症高血压患者，经过治疗，若血压能被满意地控制并能长期稳定达1年以上者，则可以试着小心、逐步地减少服药次数或剂量。减药的目的是为了减少药物可能发生的不良反应，减药过程一定要缓慢渐进。减药对于那些认真改变生活方式、坚持非药物治疗的患者容易获得成功。在试行这种逐步减药时，应以不影响疗效为前提，同时应十分仔细地监测血压。如果减药不成功，血压又回升，降压药还应恢复至原来的剂量。

高血压患者的药物降压治疗是长期的，一般须终身服药，因此要持之以恒。若经过治疗血压得到控制后，千万不要轻易停药。一旦自行停药，其血压或早或迟将会回升到原来的高血压水平。

## 225. 什么是难治性高血压？应怎样处理？

如果高血压患者已坚持服用最大剂量的包括利尿剂在内的3种降压药之后，血压仍不能降至18.7/12.0千帕（140/90毫米汞柱）以下；或对老年单纯收缩期高血压在充分使用3种降压药后仍不能使收缩压降至18.7千帕（140毫米汞柱）以下者，应考虑为难治性高血压。对于此类患者首先应寻找血压难以控制的原因。常见的原因有：

(1)是否存在未被发现的继发性高血压。如肾性高血压、肾血管高血压、内分泌性高血压等。

(2)患者未能坚持治疗。

(3)使用了或仍在继续使用升高血压的药物。如非固醇类抗炎药物、口服避孕药、甘草、可卡因、安非他明、红细胞生长素、环孢素、类固醇药物等。

(4)未改变生活方式。如食盐过多、大量饮酒、体重过高等。

(5)存在高胰岛素血症及胰岛素抵抗等。

(6)由于利尿剂使用不够、进行性肾功能减退、钠盐摄入过多等，造成容量负荷过重，这是以上各种原因中最常见的原因。

难治性高血压的处理仍然包括非药物治疗与药物治疗两个方面：

首先是非药物治疗方面：应认真检查一下非药物治疗的措施执行的情况，是否真正得到落实。有关非药物治疗的具体内容与措施详见第129、130题。

在药物治疗方面应注意以下几点：

(1)寻找病因：高血压未能控制或治疗失败的原因，有些是真正的难治性高血压，有些则是因为排除了继发性高血压之后仍未能找到潜在的血压升高的原因，如高胰岛素血症及高脂血症等。一部分难治性高血压与阻塞性睡眠呼吸暂停综合征有关，治疗呼吸障碍后，血压下降；一部分难治性高血压可能是“白大衣效应”，通过自测血压或 24 小时血压监测可以发现。

(2)坚持治疗：难治性高血压治疗效果不佳最常见的原因是不能坚持治疗或频繁更换药物。如果所有的方法都失败，可暂停药物治疗，严密监测血压，然后重新制定新的治疗方案，可能有助于打破恶性循环；对于未能坚持服药或常有漏服药的患者，应选择每日 1 次服用的长效降压药。

(3)合理选择药物：重新考虑药物剂量及药物联合是否正确，是否存在剂量太小或不恰当的联合用药。在这种情况下，可以加大药物剂量，合理地联合用药。如血管紧张素转换酶抑制剂(ACEI)与钙拮抗剂联合；利尿剂与大多数其他降压药的联合；钙拮抗剂与β受体阻滞剂的联合(注意：非二氢吡啶类钙拮抗剂维拉帕米和地尔硫䓬不宜与β受体阻滞剂联合)等。

(4)加强利尿剂的使用：血液透析患者如果不能充分地去除体内过多的容量，即可引起血压升高。在其他高血压患者中同样存在类似的情况。由于进行性肾功能减退或钠盐摄入过多等造成容量负荷过重，血压持续升高，而降压药治疗效果不佳时，应加强利尿剂的使用，减轻容量负荷，使血压下降。

总之，进一步寻找难治性高血压的潜在原因，排除假性难治性高血压，去除影响治疗效果的外界因素，耐心细致地重新审视和修正治疗方案，改善患者的治疗依从性，重视个体化治疗原则，相信大多数难治性高血压都可以得到有效地控制。

## 226. 怎样选择中医中药治疗高血压?

祖国医学在高血压的治疗方面占有重要的位置,具有降压效果确切、作用平缓、不良反应小等特点。根据中医诊治疾病的辨证论治方法,一般将高血压分为以下三个主要类型:

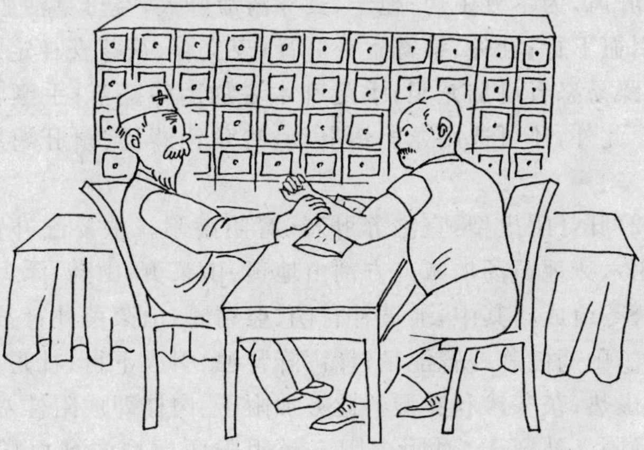

(1)肝阳上亢型:表现为头痛头胀、急躁易怒、心烦失眠、口苦胁痛、面红目赤、大便秘结、小便黄赤、舌尖边红、苔黄、脉弦有力。

(2)肝肾阴虚型:表现为头部有空虚感、头痛、耳鸣、眩晕、面部潮红、手足心热、肢体麻木、腰酸腿软、心悸乏力、失眠健忘、舌红少苔、脉弦细或沉细。高血压中期均属此型。

(3)阴阳两虚型:表现为头晕、眼花、耳鸣,走起路来自觉头重脚轻、重度眩晕、面色苍白、心悸气促,腰酸畏寒、记忆力下降、面部或下肢水肿、夜尿多、阳萎、遗精、舌质淡嫩、苔薄白或无苔、脉沉紧。高血压晚期伴有肾功能损害者多属此型。

此外还有心阴虚、气阴两虚、冲任不调、血脉淤阻等分型。

高血压的中医中药治疗，应按照中医的分型，分别采用如下的治则与方药：

(1)肝阳上亢型：宜平肝潜阳。选用天麻钩藤饮方加减。由天麻、钩藤、石决明、黄芩、生地黄、当归、益母草、牛膝、杜仲、夜交藤、茯苓、栀子、桑寄生等组成。其中天麻、钩藤、石决明平肝阳、息肝风，为本方主药；栀子、黄芩清泄肝火；益母草活血利水；牛膝引血下行；杜仲、桑寄生补肝肾；夜交藤、茯苓安神定志。另外，烦躁易怒者可加龙胆；手足麻木者加用豨莶草；手颤者加用地龙。此外，还可选用龙胆泻肝汤、羚角钩藤汤、镇肝熄风汤等加减。

(2)肝肾阴虚型：宜滋养肝肾、育阴潜阳。主要滋补肾阴的可选用六味地黄汤加减。方剂由地黄、山茱萸、山药、泽泻、牡丹皮和茯苓组成。其中，地黄补肾阴、益精髓；山茱萸补肾益肝、固涩精气；山药健脾补肾涩精；泽泻降肾浊、引火下行；牡丹皮泻肝火、退虚热；茯苓渗利脾湿。此方加附子、肉桂即成附桂八味汤，既补肾阴又补肾阳，对阴虚阳亢或阴阳两虚型的高血压有效。主要滋阴养肝的可选用一贯煎加减。由生地黄、北沙参、麦冬、当归、枸杞子、川楝子组成。其中，生地黄滋阴养血，以补肝肾；北沙参、麦冬、当归、枸杞子辅以生地黄滋阴养血生津以柔肝；川楝子可疏泻肝气。此外，根据不同病情还可选用杞菊地黄丸、知柏地黄丸、麦味地黄丸和石斛夜光丸等。

(3)阴阳两虚型：宜温阳育阴。方剂为金匮肾气丸。由生地黄、山药、山茱萸、泽泻、牡丹皮、茯苓、肉桂、附子组成。前六味为六味地黄汤，用以滋补肾阴；而附子、肉桂温补肾阳，两者相辅相成。此外，温阳育阴的方剂还有地黄饮子加减。伴有明显水肿、心悸、心肾功能不全者可选用真武汤、苓桂术甘汤等。

对其他分型的治则：心阴虚者宜滋阴养心，可用天王补心丹加减；气阴两虚者宜气阴双补、健脾利湿，可用四君子汤合五苓散加减；冲任不调者宜调理冲任，可用二仙汤或逍遥散加减；血脉瘀阻者宜活血化瘀，可用血府逐瘀汤加减。

此外，祖国医学中的单方、验方在治疗高血压中也有独到之处。如野菊花、黄芩、杜仲、牡丹皮、黄连、川芎等各 10 克煎服，通过扩外周血管而降压；罗布麻叶 5 克煎服，通过利尿、消肿等作用而降压；臭梧桐叶 50 克、桑寄生 15 克煎服，通过抑制血管中枢的兴奋而降压。

传统的针刺疗法、气功疗法、太极拳、食疗等都有一定的降压效果。

## 227. 哪些中草药有降压作用？

治疗高血压的中草药及方剂很多，虽然它们的降压作用不及西药快而明显，但中药方剂能调节整个机体各脏腑的阴阳虚实平衡，从而明显改善症状。而且，中药无明显不良反应，有些轻度高血压患者用中药也能很好地控制血压。常用的有降压作用的中草药有：罗布麻叶、臭梧桐叶、青木香、野菊花、地龙、钩藤、天麻、桑寄生、防己、牡丹皮、黄芩、黄连、肉桂、大蓟、葛根、芹菜、党参、黄芪、淫羊藿、半边莲、茯苓、泽泻等。不过，这些中草药必须由有经验的中医师根据每个患者的不同特点进行辨证施治，提出理、法、方、药，组成适合各人不同特点的方剂进行治疗。常用的经典降压方剂有：天麻钩藤饮、六味地黄汤、牛黄降压丸、二仙汤等。



## 228. 高血压急症和重症的治疗原则是什么？

所谓高血压急症和重症，是指在高血压危险分层中属于高危组和极高危组的患者。他们的血压水平很高，往往≥24.0/14.7千帕(180/110毫米汞柱)，有心、脑、肾等重要脏器的损害，或合并有糖尿病等其他临床情况，或存在其他危险因素，或处于急性心脏事件、脑卒中等特别危险状态的患者。这些患者应立即开始进行药物治疗，不应等待改变生活方式等非药物治疗的作用。对于这些患者，如果只用单一药物大多不能获得充分的血压控制，往往需要两种甚至更多种药物的联合使用。增加联合用药或增加药物的剂量的时间间隔不应过长，甚至可直接开始两种药物联合使用，以尽快降低过高的血压。对于收缩压≥26.7千帕(200毫米汞柱)、舒张压≥16.0千帕(120毫米汞柱)的患者需要更积极地治疗。对于高血压急症和重症，例如高血压危象，高血压脑病，高血压合并脑出血，高血压合并心绞痛、急性心肌梗死、急性左心衰竭等，大多需要住院治疗。应立即给予静脉滴注硝普钠或硝酸甘油或酚妥拉明等，以尽快控制过高的血压。也可以用口服降压药，如硝苯地平(心痛定)或卡托普利放在舌下含化或嚼碎后吞服。高血压急症的最初降压目标是在数分钟至2小时内使血压下降不超过25%，然后，在2～6小时内降至21.3/13.3千帕(160/100毫米汞柱)，避免血压过度下降可能导致的心、脑、肾缺血。

## 229. 哪些降压药有紧急降压作用？怎样使用？

对于一些严重的高血压患者，在血压显著升高的情况下，需要采取紧急措施，迅速地把过高的血压降下来，否则，将会产生严重后果。

临床上有紧急降压作用、能迅速降低血压的常用药物，可供静脉点滴的有：硝普钠、硝酸甘油、酚妥拉明、艾司洛尔等。其中，酚妥拉明也可以静脉注射，其他可供静脉注射的药物还有乌拉地尔，二氮嗪等。可供肌内注射的药物为利血平。此外，一些平时用作口服的降压药如硝苯地平（心痛定）、卡托普利等，此时用来放在舌下含化，或嚼碎后吞服，亦可起到迅速降低血压的作用。

## 230. 怎样治疗高血压急症？

高血压急症患者包括恶性高血压、高血压危象、高血压脑病等，可因强烈的精神刺激、情绪激动、过度劳累或治疗过程中突然停药等因素，使全身小动脉发生暂时性强烈地痉挛，血压急骤显著升高，可达 26.7/17.3 千帕（200/130 毫米汞柱）以上。患者可出现剧烈头痛、恶心呕吐、心悸气急、视物模糊、眼底出血或渗出、心绞痛，甚至发生急性心力衰竭、肺水肿及脑出血。此时，患者需要迅速降低血压并住院进一步治疗。可先以心痛定 10 毫克或卡托普利 12.5～25 毫克舌下含化，一般用药后 10～20 分钟即可见血压下降，作用可维持 4～6 小时。赢得宝贵的时间后，患者即可被送往医院，在医生指导下进行进一步的救治。

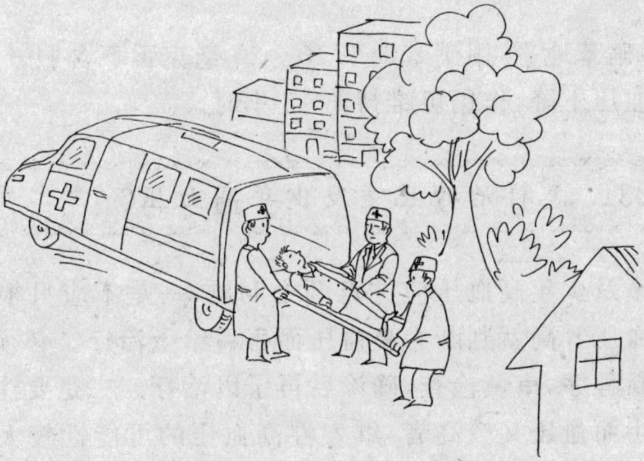

具体选用的药物及给药方法如下：

(1)硝普钠：可直接扩张动脉和静脉血管，降低心室的前、后负荷，对无心力衰竭的患者可使心排血量下降，对有心力衰竭的患者则可使心排血量增加。可以5%葡萄糖液或生理盐水250～500毫升加入硝普钠25～50毫克，开始以每分钟10～25微克静滴，然后根据血压的反应，可每隔5～15分钟增加滴速和剂量。硝普钠的降压效果迅速，而停止静滴后，其作用在3～5分钟内即消失。用药过程中须作血压监护。该药溶液对光敏感，须新鲜配制，滴注药瓶及输液管须用银箔或黑布包裹。硝普钠在体内红细胞中被代谢为氰化物，然后形成硫氰酸盐从尿中排出，大剂量或应用时间较长时，可以发生硫氰酸中毒。

(2)硝酸甘油：除可使冠状动脉扩张外，还能降低心室前、后负荷，静脉滴注时降压作用迅速。可以5%葡萄糖液或生理盐水250毫升加入硝酸甘油5～10毫克，开始剂量为每分钟5～10微克静滴，可逐渐增加滴速与剂量，停药后数分钟内作用即消失。用药过程中亦须注意监测血压，以及用黑布包裹滴注药瓶。硝酸甘油的不良反应有心动过速、面部潮红、头痛，甚至呕吐等。

(3)硝苯地平：用硝苯地平10～20毫克舌下含服，5～10分钟可见血压下降，作用可维持4～6小时。

## 231. 怎样治疗儿童及少年高血压？



儿童及少年高血压应注意两个问题，一是不应只根据偶然一次的血压升高就判断为高血压而盲目给予治疗。必须按照高血压诊断程序，审慎检查，确诊后再予以治疗。二是要注意患病年龄较小而血压又较高者，继发性高血压的可能性较大。一定要做好鉴别诊断，因为高血压的治疗是终身的。对儿童及少年的高血压最重要的是如何做好高血压的预防。但是，一经确诊为高血压，就应积极地予以治疗，方法如下：

(1)非药物治疗：首先应进行非药物治疗。现在独生子女越来越多，易有娇宠倾向，进食过多的热量可导致肥胖和高血压。所以一定要设法增加孩子的体力活动，控制体重；限制钠盐摄入量(2～3 克/日)；增加新鲜蔬菜及水果等含钾的食物；少吃甜食和零食；禁烟酒等。

(2)药物治疗：儿童、少年舒张压≥12.0 千帕(90 毫米汞柱)者需要用药物治疗。成人所采用的治疗方案及药物一般对少年、儿童均适用，只是剂量应相应减小。选用疗效好、服用方便、易于坚持治疗的药物。

对轻型高血压患者，应首选利尿剂或β受体阻滞剂。其中利尿剂以噻嗪类利尿剂[如氢氯噻嗪(双氢克尿塞)]反应较好。如果利尿剂效果不理想，可加用β受体阻滞剂。如果剂量已足够，但疗效仍不明显，可再加血管扩张剂。

## 232. 怎样治疗青年人高血压?

青年人的高血压可有一些特殊的临床情况。针对这些情况，选用β受体阻滞剂治疗比利尿剂更好些。这些特殊临床情况包括高肾素性原发性高血压及高动力型β肾上腺素循环状态。

高肾素性原发性高血压常见于 40 岁以下的患者。除其血浆肾素活性增高外，也有交感神经活动增强的表现，如心跳加快、血压升高、皮肤出汗、精神兴奋。这种情况采用β受体阻滞剂治疗，既可使血压恢复正常，交感神经兴奋症状也可随之缓解。

高动力型β肾上腺素循环状态的患者，其血压的特点是不稳定地升高，伴有心跳加快、心慌等。这种类型的患者通常存在高动力循环状态及β受体敏感性增强，故用β受体阻滞剂治疗效果良好。

## 233. 老年人高血压的治疗应注意什么？

老年人的年龄界限：欧美国家一般以≥65 岁为老年的界限，而我国中华医学会老年医学会于 1982 年根据世界卫生组织西太平洋地区会议所定而提出的老年界限为≥60 岁。

老年人高血压的治疗应注意以下几点：

(1)注意区分老年人高血压的 3 种不同类型。

①老年人收缩压和舒张压均升高的原发性高血压。这一组老年高血压患者可以是进入老年后才发生的高血压，也可以是在中年时代就已发病的原发性高血压患者，患病多年以致延续到老年。

②老年人单纯收缩期高血压。是指单纯收缩压增高，≥18.7 千帕(140 毫米汞柱)，而舒张压正常，<12.0 千帕(90 毫米汞柱)。这一组高血压患者大部分发生在 60 岁以上的老年人，其发生机制是老年人动脉血管变硬、弹性较差，使外周血管阻力增加，血压升高。

③老年人的继发性高血压。以肾动脉硬化所致的肾血管性高血压为多，至于嗜铬细胞瘤、原发性醛固酮增多症等在老年人中较少见。

(2)老年高血压患者的脉压差(指收缩压与舒张压之间的差值)一般较大，常>10.7 千帕(80 毫米汞柱)。由于老年人血管僵硬，有时还会出现“假性高血压”，在测量血压时应注意加以区别。

(3)老年人的压力感受器敏感性多有下降，易发生直立性低血压。因此，对老年人不但要测量其坐位血压或卧位血压，而且还要测量直立位血压。对老年人高血压的用药也要谨慎，开始剂量宜小，增加剂量要慢，避免过快过猛地降压。α受体阻滞剂能引起直立性低血压，老年人亦应慎用。

(4)老年人高血压常同时合并其他疾病，故治疗用药时必须考虑药物对其他并存疾病的影响，以及降压药与治疗其他疾病的药物之间的相互作用。

(5)老年人容易出现抑郁症，因此，凡能进入血脑屏障的降压药，如利血平、甲基多巴、可乐定等都应慎用或不用，以免引起精神抑郁等不良反应。

(6)对年龄＞80 岁的高龄老人的降压治疗应慎重。因为高龄老人进行降压治疗是否可以同样得益，降压治疗对高龄老人有何种意义，尚有待进一步研究。

## 234. 怎样治疗老年人高血压？

大量的临床试验表明，老年人的高血压接受治疗会明显获益，即使是单纯收缩期高血压也应接受治疗。降压治疗可使老年人高血压发生脑卒中事件下降 33%，发生冠心病事件下降 23%，使心力衰竭的发生率及总的病死率都有明显下降。

对老年人高血压的治疗应当采取非药物治疗与药物治疗并重，甚至前者更为重要。非药物治疗应注意以下几点：

(1)限制钠盐，减轻体重：老年人高血压对轻度的限制钠盐和减轻体重都会有良好的反应。但限制钠盐应逐渐实行，适当限制，不要过于严格，否则口味改变，会影响患者的食欲而损害健康。

(2)适度运动：应鼓励老年高血压患者做一些适度的有规律的运动，对提高生活质量颇为有益。

(3)戒烟限酒:对老年人的吸烟限制不宜过严,不应过分强调改变他们多年养成的习惯,以免影响情绪,对高血压的治疗反而不利。

(4)对老年人高血压的治疗还应注意其他环境因素的影响:如精神刺激、情绪激动、过度劳累、心理失衡等因素均应尽量避免和消除。

在药物治疗方面,由于老年人各脏器功能衰退和代谢缓慢,许多药物在老年人体内的吸收、转换及排泄过程与年轻人不同,故药物治疗的原则应是:

(1)开始剂量宜小,以后根据血压情况再慢慢增加,使血压逐渐下降,不要操之过急,避免血压大幅度波动。

(2)服药期间应经常监测立位血压,防止发生直立性低血压。

关于降压药物的选择,目前认为,利尿剂、钙拮抗剂、血管紧张素转换酶抑制剂和β受体阻滞剂均可作为首选的一线降压药单独使用或联合应用。

(1)钙拮抗剂:可作为治疗老年人高血压的一线药物。它能降低外周血管阻力,减轻心脏后负荷,还能较强地扩张冠状动脉,改善心肌供血,降低肺动脉压等,对合并冠心病或慢性呼吸系统疾病者均有一定的作用。此外,钙拮抗剂对脂代谢、糖代谢及血尿酸的代谢均无不良影响,但可有踝部水肿等不良反应。常用的制剂有硝苯地平,剂量为10毫克,每日3次;临床试验还表明,尼群地平对老年人单纯收缩期高血压可明显降低其脑卒中并发症(可降低42%),同时,也能减少冠心病和心力衰竭事件的发生,并能使总的心血管病病死率明显下降。常用量为10毫克,每日2~3次。其他长效双氢吡啶类钙拮抗剂如氨氯地平(络活喜)、非洛地平缓释片(波依定)、控释型硝苯地平(拜新同)等,也适用于老年人单纯收缩期高血压的治疗。

(2)利尿剂:作为一线降压药常用于老年人高血压或伴有心力衰竭的高血压患者。老年人因肾脏功能减退,处理钠与水的能力降低,故噻嗪类利尿剂有较好的降压效果。临床试验表明,噻嗪类利尿剂或非噻嗪类利尿剂与β受体阻滞剂联合应用治疗老年人高血压,可以明显减少高血压的并发症和降低其病死率。但噻嗪类利尿剂和β受体阻滞剂如果长期或大量应用,可对糖代谢和脂肪代谢产生不良影响。噻嗪类利尿剂还可引起低血钾及高尿酸血症等,故使用噻嗪类利尿剂剂量宜小,并注意补钾。如氢氯噻嗪(双氢克尿塞),常用剂量为 12.5～25 毫克,每日 1 次即可。非噻嗪类利尿剂吲达帕胺(寿比山)具有利尿作用和钙拮抗作用,是一种降压作用强而利尿作用相对较弱的新型、强效、长效利尿降压药。其作用时间长,降压作用平稳而持久,排钾作用弱,无直立性低血压及心动过速等不良反应,对脂代谢及糖代谢均无不良影响,尤其适用于老年人高血压患者。口服剂量为 1.25～2.5 毫克,每日 1 次。

(3)β受体阻滞剂:是安全有效的一线降压药。它对于合并有冠心病心绞痛,心率偏快者以及心肌梗死后的老年人高血压都是最好的选择。常用剂量为美托洛尔(倍他乐克)12.5～25 毫克,每日 1～2 次。阿替洛尔(氨酰心安)6.25～12.5 毫克,每日 1～2 次,以后可视病情逐渐加量。使用β受体阻滞剂应注意是否存在相应的禁忌证,如支气管哮喘、慢性支气管炎、心脏传导阻滞、窦性心动过缓或病态窦房结综合征等。

(4)血管紧张素转换酶抑制剂(ACEI):是广泛用于治疗高血压的一线降压药,可有效地降低老年人高血压,还能减轻心脏的前、后负荷,改善心功能,是治疗心力衰竭的常规用药。它还能改善心肌梗死后的心室重构,逆转高血压引起的心室肥厚,保护缺血的心肌以及减少蛋白尿,保护肾功能等。长期应用对血糖血脂均无不良影响,尤其适用于高血压伴有心室肥厚、心功能不全、糖尿病以及高血压伴有肾功能损害有蛋白尿的患者。但对于肾动脉狭窄性高血压以及高血压合并肾功能衰竭者禁用。不良反应有干咳等。常用的制剂及用法为卡托普利 12.5～25 毫克，每日 2～3 次。其长效制剂有贝那普利(洛汀新)10 毫克，每日 1 次；培哚普利(雅施达)4 毫克，每日 1 次；赖诺普利(捷赐瑞)20 毫克，每日 1 次等。

关于老年人高血压的降压目标，与一般人相同，应尽可能降至 18.7/12.0 千帕(140/90 毫米汞柱)以下。对收缩压明显增高的老年人也可先将收缩压降至 21.3 千帕(160 毫米汞柱)以下，然后再逐渐降至正常水平。任何程度的血压下降对老年高血压患者都是有益的，而且血压下降越接近正常，患者的获益越大。

## 235. 妊娠高血压的治疗应注意什么?

对于妊娠高血压的治疗应注意以下几点：

(1)首先应明确诊断，全面分析和掌握病情，根据不同情况进行相应的处理。妇女妊娠期患有高血压均称为妊娠高血压，可有 3 种情况：

①患者孕前就已患有原发性高血压的称为慢性高血压合并妊娠。

②若患者孕前或孕期患有急性或慢性肾炎、肾盂肾炎等而引起血压升高者，则分别称为急性或慢性肾炎合并妊娠或者肾盂肾炎合并妊娠。

③孕前血压正常，而孕中期开始血压升高。凡妊娠 20 周以后孕妇发生高血压、蛋白尿及水肿者，称为妊娠高血压综合征(简称妊高征)。其中，血压升高≥18.7/12.0 千帕(140/90 毫米汞柱)，或血压较孕前或孕早期升高≥3.33/2.00 千帕(25/15 毫

米汞柱)；蛋白尿单次检查≥30 毫克或 24 小时尿蛋白总量≥0.3 克；体重增加>0.5 千克/周为隐性水肿。按其水肿的程度可分为(+)：局限于踝部及小腿的水肿；(++)：水肿延及大腿；(+++)：水肿延及会阴部及腹部。若妊娠期仅有高血压、伴或不伴有水肿、不伴有蛋白尿者称为妊娠高血压。

若妊娠高血压综合征病情进一步发展，血压急骤升高，出现剧烈头痛、恶心呕吐、胸闷眼花、视物不清者，称为先兆子痫；若血压≥21.3/14.7 千帕(160/110 毫米汞柱)，尿蛋白≥3 克/24 小时，眼底渗血或出血，肾脏功能异常或有凝血机制异常，或伴有心慌、肺水肿等，则为重度先兆子痫。此时如不及时处理，病情继续发展，孕妇发生抽搐，甚至昏迷者，称为子痫。

无论发生妊高征、先兆子痫或子痫，均可对孕妇和胎儿造成严重的影响，应积极预防和及时处理。

(2)对高血压合并妊娠者，无论是因妊娠而导致的高血压，还是原先已患有高血压而后妊娠的，均应注意监测其血压变化及心肾功能情况，防止发生子痫及高血压危象，并应做好定期复诊随访，警惕发生胎盘早剥。

(3)妊娠高血压的治疗必须使用降压药物。但使用何种降压药，怎样使用，都应认真、慎重地选择。如血管紧张素转换酶抑制剂(ACEI)及血管紧张素Ⅱ受体拮抗剂均可能引起新生儿肾衰和死亡，亦可能引起胎儿畸形，均禁忌使用。β受体阻滞剂长期使用可引起胎儿发育迟缓；利尿剂可进一步减少血容量，加重胎儿缺氧，均应慎用。钙拮抗剂因其可抑制子宫平滑肌的收缩，故在临产前或产后均不宜使用。

(4)妊娠高血压的降压治疗，应注意血压不宜降至过低，以免影响胎儿的血液供应。

(5)妊娠高血压综合征可发生多种并发症，严重影响孕妇和胎儿的安全。比如可致胎儿宫内生长迟缓或胎死宫内，或出生时发生新生儿窒息;孕产妇可发生胎盘早剥,导致弥漫性血管内凝血及(或)急性肾功能衰竭,亦可发生心力衰竭、肺水肿、溶血性贫血、转氨酶升高、血小板减少、肝包膜下出血、肝破裂,子痫抽搐可引起脑水肿、脑出血及脑疝,甚至引起孕产妇死亡。因此,对于妊娠高血压综合征应特别引起高度重视,并进行积极地预防和治疗。

## 236. 怎样治疗妊娠高血压综合征?

对于妊娠高血压综合征的处理,首先应加强对孕妇和胎儿的监测。对孕妇的监测包括孕妇的血压、体重、尿量、尿蛋白、血细胞比容、血小板以及肝肾功能、凝血功能及眼底情况等。对胎儿的监测包括孕妇子宫底高度及腹围;B超测量胎儿双顶径、腹围、股骨长度及羊水量等。妊娠高血压综合征的治疗主要应掌握3个原则:即解痉治疗、降压治疗及适时终止妊娠。分别叙述如下。

(1)解痉治疗:镇静解痉以防止抽搐或已发生抽搐者应立即制止抽搐。常用的药物有:

①硫酸镁:国内外多年的临床经验均表明硫酸镁是目前最好的解痉药物,国内将其列为治疗中、重度妊高征的首选药物。硫酸镁的作用机制主要是:解除血管平滑肌痉挛,直接扩张血管;镁离子能对抗钙离子对肌肉的兴奋作用,解除肌肉痉挛,制止抽搐;解除子宫血管的痉挛,降低子宫肌肉的张力,从而改善胎盘灌流;降低脑细胞耗氧量,改善脑缺氧,降低颅内压,制止抽搐。

常用剂量及用法:一般以25%硫酸镁10～20毫升(含2.5～5克)溶于5%的葡萄糖注射液100～250毫升,静脉滴注,30～60分钟内滴完。以后再以每小时100毫升溶液(含硫酸镁

1～1.5 克)的速度静滴维持,24 小时硫酸镁总量以≤30 克为宜。除静脉给药外,硫酸镁还可以肌内注射。用法是 10%硫酸镁溶液 10 毫升,臀部肌内深部注射,每 6～8 小时 1 次。但肌内注射局部反应大,而且很痛,不宜长期应用。硫酸镁的用药剂量还可参考孕妇体重及尿量而定,若尿量＜600 毫升/24 小时、呼吸＜16 次/分、腱反射消失者应及时停药。

②地西泮(安定):10 毫克,肌内注射或缓慢静脉注射,每 6 小时 1 次。或冬眠 1 号 1/3 量,肌内注射,每 6 小时 1 次。

(2)降压治疗:妊高征患者当血压升高＞22.7/14.7 千帕(170/110 毫米汞柱)时,可能引起孕产妇发生脑卒中、视网膜剥离、胎盘灌流减少、胎盘早剥以及子痫的危险。因此,应积极地予以降压治疗。

常用于紧急降压的药物及给药方法有:

①硝苯地平(心痛定):10 毫克,口服,必要时于 60 分钟后可再重复给药 1 次。

②拉贝洛尔:25～100 毫克加入 50%葡萄糖液 20～40 毫升,静脉注射。必要时于 15 分钟后可再重复 1 次。

③肼屈嗪(肼苯达嗪):5 毫克加入 50%葡萄糖液 20 毫升,静脉缓慢推注,每 5 分钟测血压 1 次,20 分钟后若血压仍＞21.3/14.7 千帕(160/110 毫米汞柱),可重复给药 5～10 毫克。若舒张压达 12.0 千帕(90 毫米汞柱)或以下,则可停药。

常用于缓慢降压的药物及给药方法有:

①阿替洛尔(氨酰心安):100 毫克,每日 1 次,口服。亦可用氧烯洛尔、品多洛尔或拉贝洛尔,但长期使用 β 受体阻滞剂有引起胎儿生长迟缓的可能。

②甲基多巴:0.25～0.5 毫克,每日 3 次,口服。

③哌唑嗪:开始 0.5～1 毫克,每日 2～3 次,口服,以后可逐渐增加剂量。

④肼苯达嗪：25～50毫克，每日3次，口服。

⑤伊拉地平：2.5毫克，每日2次，口服。

孕妇不宜使用的降压药物有：

①血管紧张素转换酶抑制剂（ACEI）：可能引起胎儿生长迟缓、羊水过多或新生儿肾衰，亦可能引起胎儿畸形。

②血管紧张素Ⅱ受体拮抗剂：不良反应同血管紧张素转换酶抑制剂（ACEI）。

③利尿剂：可进一步减少血容量，使胎儿缺氧加重。

另外，钙拮抗剂可抑制子宫平滑肌收缩，故在临产前或产后均不宜使用。β受体阻滞剂长期使用有引起胎儿生长迟缓的可能。故亦应谨慎使用。

（3）终止妊娠：轻度妊娠高血压综合征，可在严密的母、婴监测下至妊娠37周。若病情仍不好转，可根据产科情况决定终止妊娠的方法。重度妊娠高血压综合征：若胎龄＞37周，可及时终止妊娠。胎龄＜35周者，若胎肺已经成熟，亦可终止妊娠。终止妊娠的方式取决于产科的情况。而适时终止妊娠，可减少母、儿并发症和降低围生死亡率。虽然妊高征可并发胎盘功能减退和胎儿宫内发育迟缓，但胎肺成熟常比正常妊娠提前2周，即妊娠33周胎肺可能已经成熟，出生后即能存活。因此，处理重度妊高征，终止妊娠的具体时间还应结合患者的病情变化、胎肺成熟度及医院婴儿室的设备条件和抢救能力等综合考虑。

附：妊娠高血压疾患常用口服降压药列表（表12-1）。

表 12-1　治疗妊娠高血压疾患常用的口服降压药

| 药　名 | 类　别 | 用法与剂量 | 孕期使用安全性 | 主要不良反应 |
|---|---|---|---|---|
| 甲基多巴 | 中枢交感神经阻滞剂 | 250～500 毫克，3～4 次/日，总量＜3 000毫克/日 | 安全 | 困倦、压抑、直立性低血压 |
| 肼屈嗪（肼苯哒嗪） | 扩血管药物 | 25～50 毫克，3～4 次/日，总量＜200 毫克/日 | 安全 | 心悸、潮热，大量服用时可引起狼疮综合征，停药后消失 |
| 硝苯地平（心痛定） | 扩血管药物钙拮抗剂 | 5～10 毫克，3 次/日，总量＜30 毫克/日 | 较安全 | 心悸、头痛，早孕期慎用 |
| 拉贝洛尔（柳胺苄心安） | 肾上腺素能 α、β 受体阻滞剂 | 50～100 毫克，3 次/日 | 较安全 | 直立性眩晕、困倦、肌痛 |
| 阿替洛尔（氨酰心安） | β受体阻滞剂 | 50～150 毫克，3 次/日 | 较安全 | 困倦、乏力、心动过缓、低血压 |

## 237. 重症妊娠高血压常用降压药列表

重症妊娠高血压常用降压药（表 12-2）。

表 12-2　治疗重症妊娠高血压的常用降压药

| 药　名 | 用药途径 | 负荷量 | 维持量 |
|---|---|---|---|
| 肼屈嗪（肼苯哒嗪） | 静脉或肌注 | 5～25 毫克/30 分钟 | 2.5～5 毫克，约 30 分钟 1 次。持续点滴时 2～20 毫克/小时，根据血压变化调节 |
| 拉贝洛尔（柳胺苄心安） | 静脉 | 50～100 毫克 | 20～50 毫克/20～30 分钟，静脉点滴 |

（续　表）

| 药　名 | 用药途径 | 负荷量 | 维持量 |
|---|---|---|---|
| 硝苯地平（心痛定） | 舌下或口服 | 10 毫克/30 分钟 | 15～30 毫克/日 |
| 硫酸镁 | 静脉或肌注 | 5 克溶于 100 毫升液体中，20 分钟滴完 | 1 克溶于 100 毫升液体中/1 小时，点滴，肌注用法为 3.5～5 克/4 小时 |
| 硝普钠 | 静脉 | 无 | 50 毫克溶于 5% 葡萄糖溶液中，以 3～10 微克/（千克·分钟）的速度点滴 |
| 苄胺唑啉 | 静脉 | 无 | 10 毫克溶于 100 毫升液体中点滴，速度为 0.3 毫克/分钟 |

## 238. 慢性高血压合并妊娠应怎样治疗？

慢性高血压患者最好控制好血压后再怀孕。若已怀孕，当血压较高时应于孕期使用降压药物控制血压，尤其是孕 32 周前为关键阶段。使用的降压药应对胎儿无害，一般首选甲基多巴和肼苯哒嗪，降压灵亦效果良好。若患者合并妊娠高血压综合征，则可按妊娠高血压综合征进行解痉、降压、镇静和扩容治疗。慢性高血压合并妊娠均应于预产期前终止妊娠。若患者血压≤20.0/14.7 千帕（150/110 毫米汞柱），可于孕 37 周后引产。若血压＞20.0/14.7 千帕（150/110 毫米汞柱）或合并明显的妊娠高血压综合征，则孕 35 周即可考虑终止妊娠。孕前或孕期使用降压药者，产后应继续服用，并加强产后检查，根据血压变化及时调整服用剂量。

对慢性高血压合并妊娠，若加强产前检查，正确控制血压，积极防治妊娠高血压综合征发生，适时终止妊娠，围生死亡率可明显下降。

## 239. 施行外科手术时应怎样治疗高血压？

高血压患者因其他疾病需要接受外科手术时，术前应将过高的血压控制在正常或接近正常水平，而且降压药物应一直坚持服用到手术前。因为只有高血压得到较好地控制，才能提高患者对麻醉的耐受性。

高血压患者因其他疾病住院手术期间，不应终止降压药物的治疗，对于因手术而短暂中断用药的患者，手术之后应尽早恢复用药。对于因手术的影响而无法口服用药者，可采用消化道以外的途径给药，如肌内注射或静脉滴注等，以避免突然停用降压药而引起血压反弹的情况。

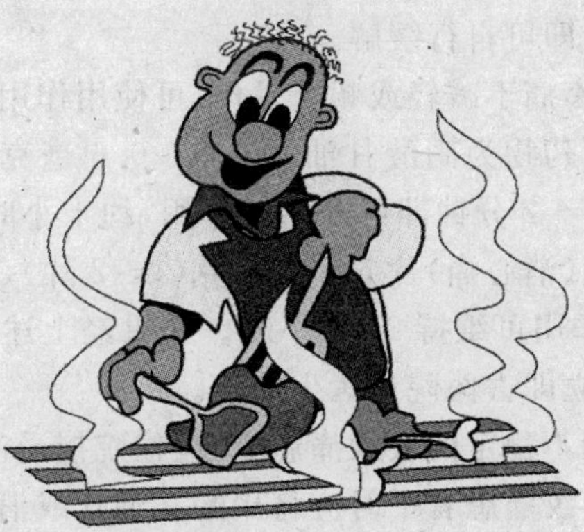

# 第13章 高血压并发症及合并症的治疗

## 240. 怎样治疗高血压合并冠心病心绞痛？

高血压患者同时患有冠心病心绞痛时，可有心绞痛发作期、缓解期以及不稳定型心绞痛等几种不同的情况，现将其治疗分别叙述如下：

心绞痛发作时的治疗：

(1)心绞痛发作时，应立即停止一切工作与活动，就地休息，一般数分钟后即可自行缓解。

(2)如果疼痛不减轻或频繁发作，可使用作用快速的硝酸酯制剂。常用的药物为硝酸甘油片0.3～0.6毫克(1～2片)，放在舌下含化，1～2分钟即可开始起作用，约半小时后作用消失。或用异山梨酯(消心痛)片5～10毫克(1～2片)，舌下含化，2～5分钟起效，作用可维持2～3小时。如果经上述处理心绞痛仍不缓解，则应立即去医院请医生诊治。

对于病情不稳定的心绞痛患者，应住院接受治疗。

冠心病心绞痛患者平时应将硝酸甘油片或消心痛片随身携带，以备急用。心绞痛发作时，立即取出放在舌下含化。

心绞痛缓解期的治疗：

(1)应采用健康的生活方式和结构合理的膳食,尽量避免各种诱发心绞痛的因素。如进食不应过饱,戒烟戒酒,充分休息与睡眠,避免过度紧张与疲劳,避免不良的精神刺激,进行适当的有规律的体力活动,保持情绪稳定和心理平衡等。

(2)药物治疗方面,应坚持服用以下药物。

①肠溶阿司匹林:75 毫克,每日 1 次。坚持长期服用,以对抗血小板聚集,防止血栓形成。

②硝酸盐制剂:这类药物除可扩张冠状动脉,降低冠脉血管阻力,增加冠脉血流量外,还可通过对周围血管的扩张作用,减少静脉回心血量,降低心室容量,以减轻心脏的容量负荷,从而缓解心绞痛。此类药物特别适用于血压高的心绞痛患者。常用的药物及用法是:消心痛 5～10 毫克,每日 3 次,口服。服后半小时起效,作用可持续 3～5 小时;或用单硝酸异山梨酯 20 毫克,每日 2 次,口服;亦有长效硝酸甘油制剂,服后硝酸甘油在体内持续而缓慢地释放,约半小时起效,作用持续时间可达 8～12 小时;亦有用 2%硝酸甘油软膏或膜片制剂(每片含硝酸甘油 5～10 毫克)涂或贴在胸前,作用可持续 12～24 小时。

③β 受体阻滞剂:特别适用于血压高、心率快的心绞痛患者。具有减慢心率、降低血压、减低心肌收缩力和耗氧量,从而缓解心绞痛的作用。同时,由于 β 受体阻滞剂可减慢心率和降低血压,从而减轻动脉血管壁上粥样斑块纤维帽的张力,因此可预防粥样斑块的破裂和血栓的形成,进而预防心肌梗死的发生。常用的药物及用法是:普萘洛尔 10 毫克,每日 2～3 次,口服,可逐步增加剂量至 100～200 毫克/日;或美托洛尔(美多心安,倍他乐克)12.5～50 毫克,每日 2～3 次,口服;或阿替洛尔(氨酰心安)12.5～50 毫克,每日 2～3 次,口服;或索他洛尔 20 毫克,每日 3 次,口服。β 受体阻滞剂的用量可逐渐增加,以清醒、静息状态下的心率不低于 50～60 次/分为标准。但应注意,停用

β受体阻滞剂时应先逐步减量，不可突然停药，否则可有血压反跳及诱发心绞痛或心肌梗死的可能。对于严重的窦性心动过缓（<60 次/分）、Ⅱ度或Ⅲ度房室传导阻滞、低血压[（收缩压<12.0 千帕（90 毫米汞柱）]或休克状态以及支气管哮喘患者均应禁止使用。

④钙拮抗剂：能抑制心肌收缩力，减少心肌耗氧量，扩张冠状动脉，解除冠脉痉挛等。适用于高血压伴有稳定型心绞痛的患者。常用的药物及用法：非二氢吡啶类钙拮抗剂，如维拉帕米（异搏定）40～80 毫克，每日 3 次，口服；其缓释剂 120～240 毫克，每日 1 次，口服；或地尔硫草 30～60 毫克，每日 3 次，口服；其缓释剂 90～180 毫克，每日 1 次，口服。二氢吡啶类钙拮抗剂可选用氨氯地平缓释片（络活喜）5～10 毫克，每日 1 次，口服；或非洛地平缓释片（波依定）5～20 毫克，每日 1 次，口服。

在使用钙拮抗剂时应注意以下两个问题：一是硝苯地平（心痛定）不宜单独用于不稳定型心绞痛或急性心肌梗死的患者；二是维拉帕米和地尔硫草均不宜与β受体阻滞剂合用，否则，有使心脏过度抑制的危险。

⑤中医中药治疗：根据祖国医学的辨证论治，采用治标与治本相结合的方法。治标，主要在疼痛发作期应用，以“通”为主，采用活血、化瘀、理气、通阳、化痰等法；治本，一般在缓解期应用，以调理阴阳、脏腑、气血为主，采用补阳、滋阴、补气血、调理脏腑等法。其中以“活血化瘀”法和“芳香温通”法最为常用。“活血化瘀”法常用的中草药有丹参、红花、川芎、郁金、蒲黄等，中成药有复方丹参、复方丹参滴丸等；“芳香温通”法常用的有苏合香丸、苏冰滴丸、宽胸丸、麝香保心丸等。



不稳定型心绞痛的治疗：

对所有不稳定型心绞痛以及非 Q 波心肌梗死的患者强调必须使用如下的药物治疗：

①阿司匹林：使用作用快的水溶性而非肠溶性阿司匹林，主要作用为对抗血小板聚集。首次 300 毫克，以后每天 75～100 毫克，口服。有过敏或出血性疾病的患者禁用。近年来国外使用新型的作用更好的抗血小板药物，即血小板糖蛋白Ⅱb/Ⅲa 受体拮抗剂（Reopro 和 Tirofaban）。目前国内尚未使用。

②肝素：首剂每千克体重 80 单位，静脉注射，以后每千克体重每小时 18 单位（加入葡萄糖液或生理盐水内），静滴。有活动性出血患者禁用。近年来有的使用低分子肝素皮下注射，其效果与普通肝素相当或更好，但目前并不主张完全用低分子肝素取代普通肝素。

③硝酸甘油：开始以 5～10 微克/分的速度缓慢静滴，可逐渐增加剂量，直至症状缓解或出现不良反应（头痛或低血压）。低血压患者应避免使用。

④β 受体阻滞剂：不论口服或静脉给药，剂量一定要足够，使心率在静息状态下不低于 50～60 次/分为标准。

对无 ST 段抬高的不稳定型心绞痛及非 Q 波心肌梗死患者不主张使用溶栓治疗，因为溶栓治疗对此类患者不但无益（血小板血栓），反而有害（促凝血作用）。

## 241. 高血压合并心绞痛的降压药如何选择？

高血压合并冠心病心绞痛时，降压药的选择应注意两个方面：第一要有良好的血流动力学效应。理想的降压药应既可减少外周血管阻力，降低血压，减轻左心室负荷，从而降低心肌耗氧量，同时又能保持冠状动脉的灌注，增加心肌供血；第二要注意各种降压药物本身的适应证、禁忌证、不良反应及其对冠心病的不利影响。因为高血压治疗的目的不仅仅是为了降低过高的血压，更重要的是要能防止、减轻或逆转高血压所引起的心脑肾等重要脏器和器官的损害。

高血压患者同时患有冠心病心绞痛时，宜选用如下的降压药物治疗：

(1)β受体阻滞剂：对高血压合并冠心病心绞痛患者的降压治疗，如无禁忌证，应首先使用足够剂量的β受体阻滞剂。因为它无内源性拟交感神经活性，不引起交感神经活性增强，既可降低血压，又可减慢心率，降低心肌收缩力，减少心肌耗氧量，从而保护缺血的心肌，缓解心绞痛；此外，β受体阻滞剂还可延缓或逆转高血压引起的心室肥厚，同时也有预防动脉粥样斑块破裂，进而预防心肌梗死发生的作用。常用的药物及用法：

美托洛尔(倍他乐克)12.5～50毫克，每日2～3次，口服。

阿替洛尔(氨酰心安)12.5～50毫克，每日2～3次，口服。

索他洛克20毫克，每日3次，口服。

β受体阻滞剂长期大量使用，可对血脂代谢产生不利的影响，亦可掩盖糖尿病患者偶尔发生的低血糖反应。因此，β受体阻滞剂在高脂血症及糖尿病患者均应慎用。

(2)钙拮抗剂：如果β受体阻滞剂无效或有禁忌，则可以考虑使用钙拮抗剂。它既能降低血压，又能抑制心肌收缩力、降低心肌耗氧量、解除冠状动脉痉挛、扩张冠状动脉、缓解心绞痛；同时也能逆转高血压引起的心室肥厚。常用的药物及用法：非二氢吡啶类钙拮抗剂维拉帕米(异搏定)40～80毫克，每日3次，口服。或地尔硫䓬30～60毫克，每日3次，口服。二氢吡啶类钙拮抗剂可用其长效制剂如氨氯地平(络活喜)5～10毫克，每日1次，口服。或非洛地平缓释片(波依定)5～20毫克，每日1次，口服。但不宜使用短效制剂硝苯地平(心痛定)。此外，维拉帕米和地尔硫䓬均不宜与β受体阻滞剂合用。

(3)血管紧张素转换酶抑制剂(ACEI)：此类药物既可以降低血压，又能减轻心脏负荷，改善心脏功能，以及逆转高血压引起的左心室肥厚，对脂代谢和糖代谢均无不良影响，在高血压合并心绞痛患者的降压治疗中，血管紧张素转换酶抑制剂(ACEI)类药物同样是一种较好的选择。常用的药物及用法：卡托普利 12.5～25 毫克，每日 2～3 次，口服。或依那普利 5～40 毫克，每日 1～2 次，口服。或贝那普利(洛汀新)10～20 毫克，每日 1～2 次，口服。或西拉普利 2.5～5 毫克，每日 1 次，口服。

其他降压药如利尿剂，虽有降压作用，但在排水排钠的同时，可导致循环血容量减少，并激活肾素-血管紧张素-醛固酮系统，使交感神经活性增高，不利于缓解心绞痛。噻嗪类利尿剂[如氢氯噻嗪(双氢克尿塞)]还可使血钾降低，血脂、血糖升高等，从而使冠心病的危险性增加；利血平与甲基多巴虽然都有良好地降压作用，但对脂代谢也可产生不利的影响，增加冠心病的危险性；血管扩张药肼屈嗪(肼苯达嗪)与米诺地尔(长压定)虽然也有较好地降压作用，但能激活肾素-血管紧张素-醛固酮系统，使心率加快，可诱发心绞痛，故以上几种降压药均不宜使用。

## 242. 怎样治疗高血压合并心肌梗死?

高血压是冠心病的最重要的病因之一。冠状动脉在粥样硬化的基础上，由于粥样斑块破裂形成血栓而引起冠状动脉血管堵塞，是急性心肌梗死的主要病理改变。急性心肌梗死是需要紧急处理的心脏科急症。据统计，急性心肌梗死发病后第 1 周内的病死率最高。有的报告称，梗死后 1 小时内死亡者占死亡病例的 65%，主要死亡原因为猝死(心室颤动)。如能及时除颤，60%可获救治。总之，在急性心肌梗死发病后的第一个 24 小时往往是紧急处理的关键。紧急治疗的目的，一是防止心律失常性猝死；二是挽救濒死的心肌，防止梗死面积扩大，限制和缩小心肌缺血和梗死的范围；三是及时处理各种并发症，尽量使患者不但能渡过急性期危险阶段，而且康复后还能保持较多有功能的心肌，以维持心脏功能，提高生活质量。

## 一、院前处理

有不少急性心肌梗死患者往往在被送到医院之前就已经死亡。因此，缩短发病后到入院并开始治疗（包括溶栓治疗）的这段时间，对挽救患者的生命具有非常重要的意义。溶栓治疗时间的延搁与死亡率呈线性关系，若能在发病后1小时内开始溶栓治疗，住院死亡率可降低50%左右，但这个时间患者多未到达医院。为提高院外处理的质量和效果，要求做到如下几点：①加强医学知识科普教育和宣传，特别是患者、家属及基层医务人员对急性心肌梗死症状的识别，以便及时寻求急救；②建立健全社区急救网络和快速反应的急救体系，力求在短时间内将急性心梗患者送往医院；③培训专职人员，特别是对急救车上人员的训练，开展现场急救或救护车上的急救。

## 二、入院后的即刻处理

在简捷快速地询问病史、体格检查、辅助检查的同时，边诊断边迅速采取以下措施：

①吸氧。早期鼻道管给氧，氧流量3～5升/分。

②18导联心电图检查。常规12导联加$V_{7\sim9}$、$V_{3R}\sim V_{5R}$。

③建立静脉输液管道。

④抽血做心肌酶学检查。血清肌酸激酶（CK）、血清肌酸激酶同功酶（CK-MB）、谷草转氨酶（AST）、乳酸脱氢酶（LDH），有条件者可测定肌钙蛋白T（$CT_nT$）或肌钙蛋白I（$CT_nI$）。

⑤查血常规、出血时间、凝血时间、血型。

⑥水溶性阿司匹林0.3g，嚼碎后吞服。此治疗可减少心肌

梗死病死率 25%。

⑦进行心电、血压监护，作好除颤、电复律准备。

⑧硝酸甘油 0.3～0.6 毫克，舌下含服。

⑨吗啡 5～10 毫克，皮下注射。或 2～4 毫克，静脉注射。如胸痛不能缓解，可重复。

## 三、进一步的处理

1. 基本治疗　如无禁忌，必须使用下列药物：

①阿司匹林：能对抗血小板的黏附和聚集，防止血栓形成。研究证明，阿司匹林不仅能降低急性心肌梗死的病死率，还可使再梗死及脑卒中的发生率降低。用法：75～100 毫克，每日 1 次，顿服。

②肝素：对急性心肌梗死有良好的治疗作用。对使用溶栓治疗的患者，肝素能预防血管再堵塞，对未用溶栓治疗的患者也可应用，益处是：可防止冠状动脉内的血栓向近端延展和产生新血栓；防止心室腔内附壁血栓的形成和体循环栓塞；防止静脉血栓的形成和肺栓塞；防止梗死面积延展。用法：溶栓后 12 小时给予普通肝素 7 500 单位(60 毫克)或低分子肝素 0.3～0.4 毫升，皮下注射。以后每 12 小时 1 次，连用 3～5 天。

③硝酸甘油：能直接扩张全身动脉和静脉血管，降低心脏前、后负荷，减低心室壁的张力，降低心肌耗氧量，并能扩张冠状动脉，改善心肌供血，增加心内膜下氧的运送，扩张侧支循环，从而限制或缩小梗死范围。用法：5%葡萄糖液 250 毫升加入硝酸甘油 5～10 毫克，以 5～10 微克/分的滴速缓慢静滴。



④β受体阻滞剂：临床试验结果表明，β受体阻滞剂能降低急性心肌梗死的病死率。在急性心肌梗死的早期，特别在前壁心肌梗死、心率快、血压高、交感神经兴奋性增强的患者应尽早使用β受体阻滞剂。其益处是：a. 减慢心率和降低心肌收缩

力，从而减少心肌耗氧量，限制和缩小梗死面积，同时，也能减轻血流对急性坏死心肌的冲击应力，从而预防心脏破裂。b. 与阿司匹林、血管紧张素转换酶抑制等合用，可防止心室重构、心脏扩大、心力衰竭及心肌缺血。c. 其内源性抗心律失常作用可减少心室颤动（等于心跳停止）的发生率。用法：早期使用小剂量，如美托洛尔（倍他乐克），开始以 6.25～12.5 毫克，每日 2 次，口服，以后视病情逐渐缓慢加量。

⑤血管紧张素转换酶抑制剂（ACEI）：研究证实，（ACEI）可防止心室重构、心脏扩大和心力衰竭，降低再梗死率和总病死率。特别是有心功能不全、射血分数＜45％的患者应尽早使用（ACEI）。用法：早期使用小剂量，如卡托普利 6.25～12.5 毫克，每日 2 次，口服。以后视病情逐渐加量，急性期不宜使用长效（ACEI）。

2. *溶栓治疗*　溶栓治疗开始越早越好，如能在梗死后 100 分钟内进行溶栓，效果最佳。要求尽可能在发病后 6 小时以内溶栓，可获得较好疗效。发病后 6～12 小时溶栓仍可获益，但疗效相对较差。早期溶栓可使梗死相关的血管再通，恢复缺血心肌的再灌注，从而挽救濒死（但尚存活）的心肌。

（1）溶栓治疗的适应证

①典型的胸痛≥30 分钟，含服硝酸甘油片症状不缓解；

②心电图相邻两个导联或更多导联的 ST 段抬高，肢体导联 ST 段抬高＞0.1 毫伏，胸导联抬高＞0.2 毫伏；

③起病 12 小时以内到达医院接受治疗者。



应当指出：心电图上已经出现异常 Q 波不等于已经失去了挽救存活心肌的机会，故不能认为已出现 Q 波就没必要再进行溶栓治疗了；而溶栓成功的病例也不一定能避免异常 Q 波的出现，并且大多数溶栓有效的患者心电图上仍有异常 Q 波。

（2）溶栓治疗的禁忌证

①有脑出血、蛛网膜下腔出血史或有 12 小时以上、6 个月以内的脑血栓或短暂性脑缺血发作。

②两周内进行过大手术或分娩。

③活动性内脏出血或溃疡病出血。

④近 10 天内穿刺过不能压迫止血的血管，如锁骨下动脉。

⑤可疑的主动脉夹层血肿。

⑥新近的头颅损伤或已知的颅内肿瘤或动静脉畸形。

⑦妊娠。

⑧严重的尚未得到控制的高血压[收缩压＞24.0 千帕(180 毫米汞柱)、舒张压＞14.7 千帕(110 毫米汞柱)]为溶栓的禁忌证。但如果经镇静、止痛、降压等治疗后，升高的血压迅速下降至正常范围者，多数主张仍可以溶栓治疗。

⑨长时间、损伤性地心肺复苏患者是溶栓的禁忌证。但如果短时间(＜10 分钟)的心肺复苏又无创伤者，仅是溶栓的相对禁忌证。

⑩高龄患者。70 岁以上的高龄患者溶栓应慎重。但有的认为，如果患者有溶栓的适应证而无上述禁忌证，则不应单纯设置溶栓的年龄上限，应权衡利弊，因人而异地决定治疗对策。

此外，对心电图无梗死表现的急性心肌梗死或 ST 段下移的急性心肌梗死患者(实际上大部分为不稳定型心绞痛，部分为非 Q 波心肌梗死)均不宜进行溶栓治疗，因为溶栓非但无益，反而有害。

(3)溶栓治疗的方法：我国最常用的溶栓剂是尿激酶，通常以 150 万单位加入葡萄糖液或生理盐水 100 毫升静脉滴入，30 分钟内滴完。或可用链激酶 150 万单位加入葡萄糖液或生理盐水 100 毫升静脉滴注，60 分钟内滴完。

尿激酶或链激酶开始用药后 12 小时，给予肝素钙 7 500 单位或低分子肝素 0.3～0.4 毫升，皮下注射，以后每 12 小时 1

次，连用 3～5 天。

此外，亦可选用重组组织型纤溶酶原激活剂(rt-PA)。此药价格较贵，我国应用较少。用药前先给予肝素 5 000 单位静注，而后，国内采用小剂量法：先以(rt-PA)8 毫克静注，然后再以 42 毫克(总量 50 毫克)加入液体内静滴，90 分钟内滴完。rt-PA 滴注完毕，再给予肝素每小时 800～1 000 单位，连续 48 小时。

3. *介入治疗* 在急性心肌梗死患者中，因适应证的选择，并不是所有的病例都适合溶栓治疗，而且冠状动脉造影发现溶栓治疗仅能有 80%的开通率，达到 TIMI 3 级血流的比例仅为 50%～60%。近年来采用介入疗法，即经皮球囊冠状动脉腔内成形术(PTCA)治疗急性心肌梗死。与溶栓疗法相比，PTCA 能更有效地恢复闭塞的冠状动脉的通畅。因此，主张溶栓失败的病例可以做 PTCA，或梗死后不进行溶栓而直接做 PTCA，同时置入冠脉内支架，可减少再狭窄率。

4. *并发症的治疗* 必须及时处理急性心肌梗死后的一些并发症。其中最常见和最重要的为各种心律失常、心力衰竭和心源性休克等。

## 243. 高血压合并心肌梗死的降压药如何选择?

对于心肌梗死后仍有高血压的患者，其降压治疗应首选以下几类药物：

①β 受体阻滞剂：它无内源性拟交感神经活性，既可降低血压，逆转高血压引起的心室肥厚，又可减慢心率，降低心肌收缩力，减少心肌耗氧量，保护缺血的心肌。对心肌梗死有二级预防作用。临床试验证明，β 受体阻滞剂可明显减少心肌梗死患者的再梗死率，并能降低心肌梗死患者的猝死率和总病死率的 25%。常用的制剂与用法：美托洛尔(倍他乐克)12.5～50 毫

克，每日2～3次，口服；或阿替洛尔（氨酰心安）12.5～50毫克，每日2～3次，口服；或索他洛尔20毫克，每日3次，口服。使用该药开始剂量宜小，以后视血压及心率情况逐渐调整剂量。

②血管紧张素转换酶抑制剂（ACEI）：它既可降低血压，减轻心脏前、后负荷，改善心功能，又可逆转高血压引起的心室肥厚，特别是它可防止心肌梗死后的心室重构及心脏扩大，预防心力衰竭的发生。尤其适用于心肌梗死伴有心功能不全的高血压患者，可进一步改善心脏功能，保护缺血的心肌，降低心肌梗死的病死率。常用的制剂与用法：卡托普利12.5～25毫克，每日2～3次，口服；或依那普利5～40毫克，每日1～2次，口服；或贝那普利（洛汀新）10～20毫克，每日1～2次，口服；或赖诺普利（捷赐瑞）10～40毫克，每日1次，口服等。可从小剂量开始，以后视血压情况逐渐增加剂量。总之，β受体阻滞剂与ACEI类药物对心肌梗死后仍有高血压的患者，除能降低血压外，还对心肌有多方面的保护作用。

③钙拮抗剂：主要为非二氢吡啶类钙拮抗剂，它既能降低血压，又能扩张冠状动脉，也能逆转高血压引起的心室肥厚。常用的制剂与用法：地尔硫䓬30～60毫克，每日3次，口服；或维拉帕米（异搏定）40～80毫克，每日3次，口服。但维拉帕米和地尔硫䓬均不宜与β受体阻滞剂合用。二氢吡啶类钙拮抗剂可用其长效制剂，如氨氯地平（络活喜）5～10毫克，每日1次，口服；或非洛地平缓释片（波依定）5～20毫克，每日1次，口服。但不宜使用其短效制剂如硝苯地平（心痛定），因它有增加病死率或增加再梗死的危险。

④硝普钠或硝酸甘油：可扩张全身动、静脉血管，降低血压，减轻心脏负荷，改善心脏功能，对于心肌梗死后并发心功能不全的高血压患者有较好的治疗作用。

⑤如有条件亦可选用血管紧张素Ⅱ受体拮抗剂：如无禁忌

证，亦可选用利尿剂或α受体阻滞剂等。

## 244. 高血压发生心室肥厚怎么办?

如果高血压已经发生了心室肥厚，就应选择既能降低血压又能逆转心室肥厚的降压药，如血管紧张素转换酶抑制剂、钙拮抗剂、β受体阻滞剂、α受体阻滞剂和血管紧张素Ⅱ受体拮抗剂等。利尿剂逆转心室肥厚的能力较弱。

有些血管扩张药物如双肼屈嗪(血压达静)、长压定等虽然都有显著的降压作用，但它们不但不能逆转心肌肥厚，反而会增加心肌的重量。因此，已有左心室肥厚的高血压患者不应选用这类降压药。

此外，高血压患者要定期做心电图、心脏超声心动图检查或心脏 X 线摄片，以尽早发现是否有心室肥厚或心脏扩大，以便及早进行治疗。

## 245. 怎样治疗高血压合并心室肥厚?

作为高血压的靶器官之一，心脏与高血压有着密切的关系。血压长期升高，往往会使受累的心脏结构与功能发生改变，早期的心脏改变主要是发生左心室肥厚。严重者，后期发生心力衰竭与心律失常。高血压是引起心室肥厚的最常见和最主要的原因。一旦确诊高血压合并有左心室肥厚，则预后较差。因为左心室肥厚是引发心脏性猝死、心肌梗死、脑卒中和其他心血管并发症和死亡事件的主要独立危险因素。据国外报道一组 45 岁以上的男性，心电图出现左心室肥厚 6 年的病死率达 40%以上；还有报道，高血压引起左心室肥厚的患者发生心力衰竭及猝死的危险性增高。因此，高血压致左心室肥厚应引起重视，并给予积极地治疗。目前，治疗高血压左心室肥厚的方法包括减轻体重，减少摄入过多的钠盐以及使用抗高血压药物等。既能降低血压又能减轻或逆转左心室肥厚的降压药物中，血管紧张素转换酶抑制剂（ACEI）如卡托普利、依那普利、贝那普利（洛汀新）、培哚普利（雅施达）等以及中枢性阻滞剂甲基多巴，被认为对左心室肥厚的消退作用最佳；钙拮抗剂如硝苯地平（心痛定）及其缓释制剂、长效钙拮抗剂如氨氯地平（络活喜）、非洛地平缓释剂（波依定）等与α受体阻滞剂如哌唑嗪等的心室肥厚消退作用次之；β受体阻滞剂如美托洛尔、阿替洛尔、比索洛尔等的心室肥厚消退作用也非常显著；再其次是利尿剂。一项研究表明，使用利尿剂和 ACEI 1 年后左心室肥厚的逆转作用优于使用其他类的抗高血压药物。一般认为，在所有的降压药物中，血管紧张素转换酶抑制剂（ACEI）更有助于逆转左心室肥厚或阻止肥厚加重。而血管扩张药肼屈嗪（肼苯达嗪）和米诺地尔（长压定）不但不能使心室肥厚减轻，长期应用还可使左心室重量增加，故不宜选用。

## 246. 怎样治疗高血压合并心力衰竭？

高血压一直是引起左心衰竭的主要原因。长期的血压升高使左心室负荷过重，引起左心室代偿性肥厚与扩张，进而导致左心衰竭，这在高血压合并有冠心病心肌缺血的患者更容易发生。

高血压合并心力衰竭的治疗首先是改变生活方式，如减轻体重、限制钠盐摄入以及戒烟限酒等。再者，要降低过高的血压，减轻心脏的负荷，从而改善心脏功能，这对于高血压性心衰患者的治疗十分重要。可供选择的药物如下：

（1）首选血管紧张素转换酶抑制剂（ACEI）：它能抑制交感神经，扩张血管，降低血压，减轻心脏的压力负荷和容量负荷，降低循环阻力，增加心排血量。ACEI 还能逆转左心室肥厚，从而改善心脏的收缩功能及舒张功能。ACEI 单独使用或与地高辛、利尿剂联合应用，均可有效地改善心功能、减少并发症和降低死亡率。目前，ACEI 与强心剂[如毛花苷 C(西地兰)、地高辛]、利尿剂一起被认为是治疗心力衰竭的三大基本药物和常规治疗。常用的制剂有卡托普利、依那普利、贝那普利(洛汀新)等。

(2)洋地黄制剂：强心药洋地黄制剂仍然是治疗心力衰竭的传统首选药物和可以长期使用的药物。它对于心力衰竭的疗效是肯定的，对急、慢性心衰都有效。洋地黄类药物通过正性肌力作用改善左心室泵血功能，增加心排血量，并可增加肾脏血流灌注，对快速心房颤动也有控制快速心室率的作用。适用于心肌收缩力减弱引起的各种程度的高血压性心力衰竭，特别是心室扩大、心率快、有奔马律的患者以及伴有心房扑动，心房颤动等心室率增快的心力衰竭患者。常用的制剂有西地兰、地高辛等。

(3)利尿剂：是心力衰竭常用的一线治疗药物，对高血压也有一定的降压作用。利尿剂通过利尿排出体内过多的水分，减少血容量，以减轻心脏负荷，从而改善心脏功能。常用的制剂有氢氯噻嗪(双氢克尿塞)、氨苯蝶啶、螺内酯(安体舒通)、呋塞米(速尿)等。

(4)血管扩张剂：肼屈嗪(肼苯哒嗪)和异山梨酯(消心痛)两者联合使用，可分别减轻心脏的后负荷和前负荷，从而改善心功能。硝普钠可直接扩张全身的小动脉和小静脉，是强效、速效的血管扩张剂，有良好的血流动力学效应，对降低血压和纠正心力衰竭都有很好的临床疗效。本药仅能用作静脉滴注，起效快，但停药后作用消失也快。开始剂量宜小，滴速要慢，可逐渐增量，血压高者平均滴速可为 25～400 微克/分，血压正常者可为 25～150 微克/分。用药期间应严密监测血压、心率，以免发生低血压等严重不良反应。硝酸甘油既能降低血压，又是安全有效的治疗心力衰竭的辅助药物。它能降低心室充盈压，增加心排血量，从而改善心功能。静脉点滴时，滴速要慢，可从15～20微克/分开始，逐渐增量至50～100微克/分，但也需要注意防止发生低血压等不良反应。

(5)α受体阻滞剂：可扩张全身小动脉和小静脉，既能降低血压，又可降低心室充盈压，增加心排血量，改善心功能。适用于高血压性心力衰竭。常用的制剂有哌唑嗪，剂量可从每次0.5～1毫克开始，每6～8小时1次，逐渐增至每次2～3毫克，每日2～3次，口服。本药易产生耐药性，但短期停药后再用，疗效仍可恢复。用药过程中也需要注意防止发生低血压等不良反应。

(6)β受体阻滞剂：新近的研究表明，在心力衰竭常规治疗的基础上加用β受体阻滞剂有助于改善心功能、降低心力衰竭患者的病死率和再住院率。应从小剂量开始，如美托洛尔(倍他乐克)6.25～12.5毫克，每日2～3次，口服，以后可缓慢增加剂量。其他制剂还有阿替洛尔、索他洛尔等。

(7)血管紧张素Ⅱ受体拮抗剂：其作用同ACEI而优于ACEI。在患者对ACEI不能耐受时，可选用血管紧张素Ⅱ受体拮抗剂。如氯沙坦(洛沙坦)、缬沙坦。

(8)钙拮抗剂：此类药物虽能改善心肌的舒张功能，也是疗效较好的降压药物，但由于其较明显的负性肌力作用，故对心力衰竭的治疗无益。如果在使用ACEI、利尿剂或洋地黄的基础上，必须用以治疗严重左心衰竭后仍存在的高血压和心绞痛时，则可选用长效双氢吡啶类钙拮抗剂氨氯地平(络活喜)或缓释非洛地平剂(波依定)，而不主张使用其他钙拮抗剂。

## 247. 怎样治疗高血压性脑出血?

在高血压患者中,尤其是那些尚未得到控制的高血压或在短期内显著升高的高血压,或是持续多年的轻度高血压以及与动脉粥样硬化并存的高血压,是引发脑出血最主要和最常见的病因。

高血压性脑出血的治疗目的,首先是挽救患者的生命以及尽可能地促进患者神经功能的恢复。

高血压性脑出血急性期的治疗原则是防止进一步出血、降低颅内压和控制脑水肿,维持生命机能和防治并发症。

(1)一般治疗:包括保持安静,尽量减少不必要的搬动,以免加重出血;昏迷患者应侧卧,将头转向一侧,以避免分泌物和呕吐物吸入气道内,有痰液应及时吸出,保持呼吸道通畅,必要时作气管插管或气管切开;清醒患者应避免大便秘结和用力排便,必要时给予开塞露注入肛门内帮助排便;昏迷患者应插留置导尿管间断排尿;不能进食者给予静脉输液,维持水与电解质的平衡等。

(2)降低颅内压和控制脑水肿:这对防止脑疝形成以及挽救患者的生命非常重要。通常以20%甘露醇250毫升静脉滴注,每6~8小时1次。如颅内压增高严重,还可同时应用地塞米松、呋塞米(速尿)静脉注射或人血白蛋白静脉滴注。

(3)防治并发症



①肺部感染:这是脑出血后最常见的并发症和死亡原因之一。预防肺部感染的方法是定时给患者翻身拍背,呼吸道如有痰液或分泌物应及时吸出,清醒的患者应鼓励其咳嗽。一旦发现肺部感染,应及时做痰液细菌培养和药物敏感试验,并合理选用敏感的和足量的抗生素控制感染。

②消化道出血：多见于重症脑出血患者，是预后不良的征兆。其发生与脑出血后引起的应急反应而致肾上腺皮质激素大量分泌有关。临床上表现为患者出现呕血与柏油样大便。处理的方法：此时应给患者禁食（包括鼻饲），局部和全身应用止血剂和抗酸剂，如口服或胃管内注入云南白药、氢氧化铝胶、冰盐水等。静脉滴注 6-氨基己酸、氨甲环酸（止血环酸）、卡巴克洛（安络血）、酚磺乙胺（止血敏）、西米替丁、雷尼替丁等。

③褥疮：昏迷或瘫痪患者应每 2 小时翻身 1 次；注意保护或按摩易受压的部位，如枕部、骶尾部、外踝、股骨粗隆等处；床单应清洁、干燥、平整；必要时可使用充气床垫；一旦发现局部皮肤发红，可用 50％乙醇按摩，同时辅以红外线理疗；如有破溃，则在红外线照射的同时，给予局部外科换药，有报道局部涂以蛋黄油有助于创面愈合。

（4）手术治疗：手术治疗的目的在于清除血肿压迫，防止或解除脑疝，以挽救患者的生命。应及时请脑外科会诊，如有手术适应证及时手术治疗。对于脑叶出血，血肿超过 40 毫升，有中线移位或明显颅内压增高或天幕疝者，应紧急手术开颅清除血肿；小脑血肿大于 3 厘米直径或开始产生脑干压迫、脑疝、脑积水迹象者，应及时手术清除血肿；半球深部血肿，因颅内压增高而使病情恶化者亦可及时开颅手术。

（5）恢复期的治疗：主要是加强瘫痪肢体的主动与被动运动锻炼，并可配合理疗、针灸以促进功能恢复。失语者应积极进行言语康复训练。继续控制血压。亦可适当给予改善脑循环及代谢的药物治疗。



## 248. 怎样治疗高血压性蛛网膜下腔出血？

高血压性蛛网膜下腔出血是指由高血压动脉粥样硬化所致

脑表面的血管破裂，血液直接流入蛛网膜下腔而引起的一种临床综合征。高血压动脉粥样硬化是老年人蛛网膜下腔出血的一个重要原因。高血压性蛛网膜下腔出血的治疗原则是：制止继续出血，防治继发性脑血管痉挛以及治疗原发病，防止复发。具体治疗措施如下：

（1）在出血的急性期首先采用内科保守治疗。必须绝对安静，卧床休息 4～6 周，避免不必要的搬动，避免用力（包括用力排便和打喷嚏等）及情绪激动造成颅内压和血压增高。便秘者可使用开塞露帮助排便；剧烈头痛者给予足量的止痛镇静剂以保持患者安静；有抽搐发作者应及时给予抗痉药物治疗。阿司匹林可能触发再出血，应予禁用。注意补充水和电解质，保持水和电解质的平衡，避免脱水而增加脑缺血的危险。昏迷患者的护理和一般治疗可参照有关脑出血的处理。

（2）应用止血剂防止再出血。如 6-氨基已酸、氨甲环酸（止血环酸）、卡巴克洛（安络血）、维生素 K 等，均可单独应用或联合使用。

（3）防治脑血管痉挛。钙拮抗剂尼莫地平和尼卡地平能减轻蛛网膜下腔出血后的脑血管痉挛。脑血管痉挛通常在出血后 3～5 天发生，5～14 天达到高峰。因此，给予钙拮抗剂预防和治疗应至少 3 周。

（4）如有血压过高应逐渐地适当控制血压，但注意降压不宜过快过低。

（5）手术治疗。其目的在于根除动脉瘤再次破裂出血的危险。除高龄、全身情况甚差及病情严重者外，对于颅内动脉瘤性蛛网膜下腔出血应争取手术治疗。其手术时机的选择非常重要，应及时请脑外科会诊，如有手术指征，应适时进行手术。

## 249. 怎样治疗高血压性卒中先兆 TIA?

TIA 是短暂性脑缺血发作的英文名缩写。是指由高血压、动脉粥样硬化而引起颈动脉或椎动脉-基底动脉系统一过性供血不足,导致局部脑功能短暂的丧失。临床特点:本病好发于 50～70 岁的中老年人,男性多于女性,常常突然发作,历时短暂,一次发作可持续 5～20 分钟,最长不超过 24 小时,但可反复发作。

颈动脉系统 TIA 以发作性偏侧或单肢轻瘫最常见,亦可出现失语或视觉障碍;椎动脉-基底动脉系统 TIA 最常见的症状是阵发性眩晕,常伴有恶心、呕吐,亦可有视力障碍、平衡失调和吞咽困难等。

TIA 应被看作是发生脑卒中的重要危险因素,是脑卒中的先兆,尤其是在短时间内反复多次发作者,应紧急接受治疗,方法如下:

(1)脑血管扩张剂及扩容剂:可用倍他司汀(培他啶)20 毫克加入 5%葡萄糖液 500 毫升或右旋糖酐-40(低分子右旋糖酐)500 毫升静滴。低分子右旋糖酐中亦可加入其他脑血管扩张药或活血化瘀药,如曲克芦丁(维脑路通)、三七总皂苷(血塞通)、复方丹参或脉络宁注射液等。

(2)抗血小板聚集剂:如果患者无溃疡病或出血性疾病合并存在,则应使用抗血小板聚集药。它可减少微血栓栓子的发生,对预防复发有一定的疗效。常用的药物为阿司匹林,其作用机制是抑制血小板内的环氧化酶活性,减少血小板中的血栓烷 $A_2$ 的合成,从而降低血小板的聚集。使用的剂量为每日 50～300 毫克不等,多数认为以小剂量为宜,每次 75 毫克,每日 1 次,顿服即可。还可与双嘧达莫(潘生丁)联合应用,后者为每次 25～

50毫克，每日3次，口服。此外，噻氯吡啶（抵可立得）是一种新型的抗血小板聚集药，疗效显著，作用持久，优于阿司匹林，用量为每次200～250毫克，每日1～2次，口服。

（3）钙拮抗剂：因其能选择性作用于细胞膜的钙通道，阻滞钙离子从细胞外流入细胞内，有防止脑动脉痉挛、扩张血管、维持红细胞变形能力等作用。常用的制剂和用法：尼莫地平，20～40毫克，每日3次，口服；尼卡地平20～40毫克，每日2～3次，口服；氟桂利嗪（西比灵）5～10毫克，每晚1次，口服。

（4）抗凝血治疗：如TIA发作频繁，程度严重，且无明显抗凝治疗禁忌证（如出血倾向、溃疡病及严重高血压等）者，可及早进行抗凝治疗。先静注肝素50毫克，然后再以肝素50毫克加入5%葡萄糖液或生理盐水250～500毫升缓慢静滴。一般24～48小时后改为口服抗凝剂双香豆素乙酯（新双香豆素）等。抗凝治疗期间应注意监测出血时间、凝血时间或凝血酶原时间及活动度。

（5）中医中药治疗：多用活血化瘀、通经活络的药物，如丹参、红花、川芎等。

预防TIA主要是防治高血压和动脉硬化，如有糖尿病、高脂血症等应积极治疗。

## 250. 怎样治疗高血压性脑梗死？

高血压性脑梗死是指高血压、动脉粥样硬化使供应脑部的动脉血管狭窄、闭塞或有血栓形成，从而发生一过性或持久性血流中断，引起部分脑组织缺血缺氧和软化坏死。

本病多见于50～60岁以上的老年人，患者常伴有高血压、动脉硬化、冠心病、糖尿病等。发病前可有TIA病史，多在安静休息时发病，睡醒后出现症状，数小时或更长时间内症状逐渐加重。多数患者意识清楚，而偏瘫、失语等体征明显，CT 检查可明确诊断。

脑梗死的治疗原则是：改善脑循环，减少脑梗死的范围，防治脑水肿，促进神经功能的恢复。

急性期的治疗包括以下几个方面：

(1)一般治疗：患者须卧床休息，注意防治褥疮及呼吸道感染，维持水、电解质的平衡及心肾功能等。

(2)调整血压：脑梗死患者急性期的血压应维持在发病前的水平，一般不应使用降压药物，以免减少脑血流灌注量，加重梗死。如果血压明显升高、需要降压治疗时亦应慎重。如血压＞29.3/17.3 千帕(220/130 毫米汞柱)，可口服卡托普利或尼卡地平，逐步缓慢地降压，使血压维持在 21.3/13.3～14.7(160/100～110 毫米汞柱)即可，切勿使血压骤降或降得过低。如果患者血压过低，应补充液体或给予多巴胺、间羟胺(阿拉明)等升压药升高血压。

(3)溶栓治疗：适用于超早期患者，即发病 6 小时以内或更长一些时间。应用此类药物首先须经 CT 证实头颅内无出血性病灶，患者无出血性疾病，并应监测出血时间、凝血时间、凝血酶原时间等。常用的溶栓药物及用法：尿激酶 1 万～2 万单位溶于生理盐水 20 毫升，静脉注射，每日 1 次，7～10 天为 1 个疗程；或以尿激酶 2 万～10 万单位溶于生理盐水或 5％葡萄糖液 250～500 毫升，静滴，每日 1 次，连续 5～10 天；近来有用 50 万～150 万单位进行冲击治疗；亦有用颈动脉注射活血化瘀药或溶栓药(又称颈动脉灌注法)治疗脑梗死者。亦可用链激酶或重组组织型纤溶酶原激活剂治疗，但前者可有发热反应，后者则价格昂贵。

(4)血液稀释疗法：目的是降低血液黏度，加快血流速度。本法可分为高溶、等溶及低溶 3 种。目前多采用高溶稀释法，常以右旋糖酐-40（低分子右旋糖酐）500 毫升静滴，每日 1 次，连续 7～10 天。但颅内压增高及心肾功能不全者慎用或禁用。

（5）防治脑水肿：用于梗死面积大、病情严重者。常以 20% 甘露醇 125～250 毫升静滴，每日 2～4 次，连续 7～10 天。对于重症脑梗死亦可用地塞米松 10～20 毫克加入甘露醇中静滴，连续 3～5 天。

（6）抗凝血治疗：抗凝剂、抗血小板聚集剂及钙拮抗剂均可应用（参见第 186 条“怎样治疗高血压性卒中先兆 TIA”）。

（7）脑代谢活化剂：可用三磷酸腺苷（ATP），辅酶 A，胞二磷胆碱等。

（8）中医中药治疗：活血化瘀、通经活络，可用丹参、红花、川芎、地龙等。

通过以上治疗，一旦病情稳定，即应开始进行运动康复治疗，早期对瘫痪肢体进行按摩及被动运动，避免关节挛缩和肌肉萎缩。对失语患者应加强言语康复训练，同时可采用针灸、理疗，服用促脑代谢药[如 ATP、吡拉西坦（脑复康）等]、血管扩张药[如曲克芦丁（维脑路通）]、钙拮抗剂（如尼莫地平）、抗血小板聚集剂（如阿司匹林等），以防止复发。

## 251. 怎样进行脑卒中恢复期的康复治疗？

如果不幸患了脑卒中要及早就医，脑卒中的急性期最好送医院接受治疗。脑卒中患者在度过急性期后，除了要在医生指导下认真用药，防止复发以外，还要进行康复治疗，主要有以下几个方面：

（1）对瘫痪患者要加强家庭护理：帮助患者勤翻身，勤擦洗，防止褥疮和肺部感染的发生。

(2)对患者进行日常生活自理训练：如进食、行走、上下床及语言训练等。

(3)对患者瘫痪的肢体进行物理疗法：如热敷、理疗、按摩、推拿，也可配合针灸治疗，这对降低瘫痪肢体过高的肌张力，改善瘫痪肢体的微循环以及防止肌萎缩都有好处。

(4)进行心理康复治疗：通过与患者交谈，进行适当地诱导，使之克服自卑自厌的心理和自报自弃的悲观情绪，树立和增强与疾病作斗争的信心和勇气。

(5)药物治疗：积极控制高血压，治疗同时存在的心脏病、糖尿病、高脂血症等相关疾病。血黏度高的患者可口服小剂量阿司匹林或静脉滴注右旋糖酐-40(低分子右旋糖酐)；尼莫地平等钙拮抗剂可扩张脑血管，防治脑血管痉挛。也可使用祛风化痰通络的中医中药等治疗。

## 252. 怎样治疗高血压性肾病?

肾脏是被高血压损害的主要靶器官之一。同时，肾脏又是调节血压的重要器官。高血压一旦对肾脏造成损害，被损害的肾脏又可以反过来影响血压，使血压升高，加剧高血压的严重程度。

在各种原发性和继发性肾脏疾病中，包括急、慢性肾小球肾炎，糖尿病性肾病，高血压性肾病等合并高血压者可达 80%～90%。不论是高血压引起肾病还是肾病引起高血压，可以明确地说，高血压是可以导致肾脏疾病进展和终末期肾功能衰竭的主要原因。因此，控制高血压对于防止肾脏病变的持续发展具有十分重要的意义。

高血压性肾病的治疗原则是：

(1)低盐(低钠)低磷饮食，限制蛋白质的摄入，应以优质蛋白质为主，避免剧烈运动，从而减轻肾小球负担，延缓肾硬化，保护残余的肾功能。

(2)避免使用肾毒性药物。

(3)严格控制血压。伴有肾脏损害或有蛋白尿(24小时尿蛋白>1克)的患者，对血压的控制宜更加严格。有的研究建议血压应控制在16.7/10.0千帕(125/75毫米汞柱)，但应避免使血压过急过快地下降，同时注意观察血压下降时肾功能的变化。

(4)研究表明，在各种降压药物中，ACEI类降压药如卡托普利、依那普利、贝那普利(洛汀新)等对减少尿蛋白、延缓肾脏病变的进展和保护肾功能更加有利，应列为首选。但对于肾动脉狭窄的患者禁用。

(5)对已出现血容量增多的患者可使用利尿剂。

(6)对已发生肾功能衰竭的患者，应进行血液透析，清除血中毒素。

## 253. 高血压患者其他危险因素需要治疗吗?

高血压患者治疗的目标不仅要降低血压，更重要的是要减少高血压对重要脏器如心、脑、肾等靶血管的损伤，从而最终达到减少心、脑、肾等脏器的并发症，降低病死率的目的。因此，对于高血压患者存在的其他危险因素和临床疾病，进行积极认真地治疗同样重要。当高血压患者同时患有糖尿病、高脂血症、冠心病、脑血管病或肾脏疾病时，临床医师应给予相应的专科检查，并对上述疾病制定出合理的非药物治疗及药物治疗措施，并加以实施。

## 254. 高血压合并高血脂时怎样进行调脂治疗？

脂质代谢紊乱常与高血压伴随，并使高血压的危险性增加。总胆固醇、低密度脂蛋白胆固醇、三酰甘油（甘油三酯）水平增高，都会使冠心病和缺血性脑卒中的危险增加。因此，对于高血压伴有脂代谢紊乱（高脂血症）的患者应加以重视并积极治疗。方法是：首先应改变不健康的生活方式，如减少饱和脂肪酸和胆固醇的摄入、限制食盐、戒酒戒烟、减轻体重、加强身体锻炼。此外，应避免使用可影响血脂的降压药，如β受体阻滞剂和利尿剂；大剂量的噻嗪类利尿剂和袢利尿剂至少在短期内可升高血清胆固醇和甘油三脂，如果使用小剂量的利尿剂则可避免这种影响。β受体阻滞剂虽能一过性的增高甘油三酯，但却能减少急性冠脉事件及猝死的发生率，以及降低总病死率，并有防止心肌梗死再发的作用。因此，应权衡得失利弊，视病情而定。对血脂无影响的降压药有钙拮抗剂、血管紧张素转换酶抑制剂、血管紧张素Ⅱ受体拮抗剂及α受体阻滞剂等。

经以上调控后，如果血脂仍然增高者，应给予药物降脂治疗。对以胆固醇增高为主者，应首选他汀类调血脂药治疗，如辛伐他汀（舒降之）、洛伐他汀（美降脂）、普伐他汀（普拉固）、氟伐他汀（来适可）等。对以甘油三酯增高为主者，则应首选贝特类调血脂药治疗，如吉非贝齐、非诺贝特（力平脂）等。也可选用其他种类的调血脂药物，包括中药调脂药血脂康等。



## 255. 高血压合并糖尿病治疗原则是什么？

糖尿病患者发生高血压是非糖尿病患者的 1.5～2 倍。高血压与糖尿病两者并存的重要意义在于它们是大血管病变与微血管病变相乘的危险因素，可使心脑血管事件的危险性增加。因此，应积极予以治疗，其原则是：

（1）合理控制血糖：合理控制糖尿病可以改善高血压的预后；适当控制血压又可使糖尿病肾病的发生延迟并减慢其恶化进程。因此，高血压与糖尿病合并存在时，必须两者兼顾，同时进行合理有效的治疗，不可偏一。

（2）非药物疗法：如控制饮食，限制患者总热量的摄入，适当增加运动与体力活动，降低过高的体重（此可改善患者机体对胰岛素的抵抗和降低血压），以及采用低盐饮食和戒烟戒酒，并要持之以恒。部分患者仅此即可维持血压、血糖在正常水平。因此，改变生活方式是治疗高血压和糖尿病首先要采用的方法。

（3）药物治疗：降压药物种类繁多，高血压合并糖尿病患者的降压药物选择，主张首选血管紧张素转换酶抑制剂（ACEI）类降压药。如卡托普利、依那普利、贝那普利、西拉普利、培哚普利等。这类药物在降低血压的同时，还能改善机体对胰岛素的抵抗以及可逆转心肌肥厚，减少蛋白尿等。若单一用药效果不理想，可联合使用钙拮抗剂[如硝苯地平（心痛定）、非洛地平缓释片（波依定）、控释型硝苯地平（拜新同）等]或α受体阻滞剂等。而β受体阻滞剂和利尿剂则不宜常规使用。因为β受体阻滞剂可掩盖糖尿病患者可能发生的低血糖症状，故除非合并心肌梗死，一般合并糖尿病的高血压患者应慎用；而利尿剂则可使机体对胰岛素产生抵抗，血糖不易控制。

高血压合并糖尿病患者的降糖药物选择。高血压合并糖尿病者多为非胰岛素依赖型糖尿病（2 型糖尿病），患者中肥胖者居多，常常有胰岛素抵抗和高胰岛素血症存在。故降糖药的选择应以双胍类降糖药为首选（如二甲双胍），效果欠佳时可合并使用磺脲类药物或阿卡波糖（拜糖平）。但应注意，糖尿病肾病患者应慎用双胍类降糖药，以防导致乳酸蓄积。早期可选择格列喹酮(糖适平),不从肾脏排出,不易造成低血糖。肾功能减退严重者,应使用胰岛素治疗。糖尿病患者控制血糖的目标:空腹血糖 5.1～6.1mmol/L(91～110mg/dl);餐后血糖:7.0～7.8mmol/L(126～140mg/dl);糖化血红蛋白(HbAic):6.0%～7.0%。

(4)高血压合并糖尿病患者的目标血压应比不合并糖尿病患者的血压降得更低些,应<17.3/10.7千帕(130/80毫米汞柱)。危险性越高的高血压患者,如合并有靶器官损害、糖尿病、高脂血症,肥胖、吸烟等危险因素越多,其目标血压水平应降得越低,对此应有充分的认识,因为临床试验结果显示,同时控制血糖和血压,降血压比降血糖得益更大。

## 256. 高血压合并糖尿病治疗应注意什么?

(1)控制饮食。除限制钠盐的摄入之外,还应根据标准体重计算总热量,控制饮食量。

(2)适当增加运动。

(3)超体重或肥胖者应减肥。

(4)保持大便通畅,避免大便秘结及用力排便,以防止在动脉硬化的基础上发生心脑血管并发症。

(5)定期检查血脂、尿蛋白(尤其是晨尿白蛋白)、眼底、心电图、超声心动图及平板运动试验等,以便早期发现可能存在的各种并发症并及时治疗。

(6)高血压与糖尿病在病情进展上可互相促进,因此必须同时治疗,二者兼顾,才有可能遏制病情的发展,最大限度地减少并发症的发生。

(7)糖尿病患者自主神经功能受损,表现在心血管系统,如发生心肌梗死时,常为无痛性,易被误诊,而且梗死面积大,并发症多，预后差，应引起警惕。

(8)高血压合并糖尿病时，降压药应首选血管紧张素转换酶抑制剂(ACEI)，亦可合并使用钙拮抗剂或α受体阻滞剂，而β受体阻滞剂和利尿剂一般不宜常规使用，因为它们对降血糖治疗可产生不利的影响。

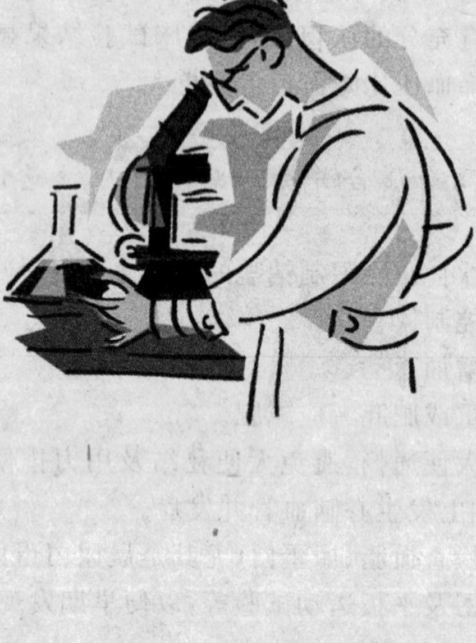

## 附录 A　常用的口服降压药剂量用法列表

| 药　　名 | 剂量(毫克)与用法 | 主要不良反应 |
| --- | --- | --- |
| **利尿剂** | | 血钠↓、血尿酸↑ |
| 氢氯噻嗪（双氢克尿塞） | 12.5～25，每日1次 | 血钾↓、钙↑ 血脂↑、糖↑ |
| 氯噻酮 | 12.5～25，每日1次 | 血钾↓、钙↑ 血脂↑、糖↑ |
| 吲达帕胺（钠催离、寿比山） | 1.25～2.5，每日1次 | 血钾↓ |
| 呋噻米（速尿） | 40～240，每日2～3次 | 血钾↓ |
| 阿米洛利 | 5～10，每日1次 | 血钾↑ |
| 螺内酯（安体舒通） | 20～100，每日1次 | 血钾↑、男性乳房发育 |
| 氨苯蝶啶 | 25～100，每日1次 | 血钾↑ |
| **交感神经阻滞剂** | | |
| **β受体阻滞剂** | | 支气管痉挛、心功能抑制 |
| 普萘洛尔 | 10～20，每日2～3次 | |
| 美托洛尔 | 25～50，每日1～2次 | |
| 阿替洛尔 | 12.5～50，每日1～2次 | |
| 比索洛尔 | 2.5～10，每日1次 | |
| **α受体阻滞剂** | | 直立性低血压 |
| 哌唑嗪 | 1～3，每日2～3次 | |
| 多沙唑嗪 | 1～16，每日1次 | |
| 特拉唑嗪 | 1～20，每日1次 | |
| **α、β阻滞剂** | | 直立性低血压、支气管痉挛 |
| 拉贝洛尔 | 100～200，每日2次 | |
| 阿罗洛尔 | 10～15，每日1～2次 | |
| **外周阻滞剂** | | |

（续　表）

| 药　　名 | 剂量(毫克)与用法 | 主要不良反应 |
|---|---|---|
| 利血平 | 0.05～0.25，每日1次 | 鼻充血、镇静、抑郁、心动过缓、消化性溃疡 |
| 胍乙啶 | 10～25，每日1次 | 直立性低血压、腹泻 |
| **中枢性阻滞剂** | | |
| 可乐定 | 0.075～0.15，每日2～3次 | 低血压 |
| 甲基多巴 | 250～500，每日2次 | 肝功能损害、免疫失调 |
| **血管紧张素转换酶抑制剂(ACEI)** | | 咳嗽、血钾↑、血管性水肿 |
| 卡托普利 | 12.5～50，每日2～3次 | |
| 依那普利 | 5～40，每日1～2次 | |
| 贝那普利(洛汀新) | 10～20，每日1～2次 | |
| 培哚普利(雅施达) | 4～8，每日1次 | |
| 西拉普利 | 2.5～5，每日1次 | |
| 雷米普利 | 2.5～5，每日1次 | |
| 赖诺普利(捷赐瑞) | 10～40，每日1次 | |
| 福辛普利(蒙诺) | 10～40，每日1次 | |
| **钙拮抗剂** | | |
| 二氢吡啶类 | | 潮红、头痛、踝部水肿 |
| 硝苯地平(心痛定) | 10～20，每日2～3次 | |
| 缓释片、胶囊 | 10～20，每日2次 | |
| 控释片、胶囊(拜新同) | 30～60，每日1次 | |
| 尼群地平 | 10～20，每日2～3次 | |
| 尼卡地平 | 10～20，每日2～3次 | |
| 尼索地平 | 5～10，每日2～3次 | |
| 氨氯地平(络活喜) | 2.5～10，每日1次 | |
| 非洛地平缓释片(波依定) | 2.5～20，每日1次 | |
| 拉西地平 | 4～6，每日1次 | |

（续 表）

| 药 名 | 剂量(毫克)与用法 | 主要不良反应 |
|---|---|---|
| 非二氢吡啶类 | | 心脏传导阻滞、心功能抑制 |
| 地尔硫䓬 | 30～60，每日3次 | |
| 缓释片、胶囊 | 60～90，每日2次 | |
| 维拉帕米 | 40～80，每日3次 | 便秘 |
| 缓释片 | 120～240，每日1次 | |
| **血管紧张素Ⅱ受体拮抗剂(AngⅡ受体拮抗剂)** | | 血钾↑、血管性水肿(罕见) |
| 氯沙坦(洛沙坦) | 50～100，每日1次 | |
| 缬沙坦 | 80～160，每日1次 | |
| **血管扩张剂** | | |
| 肼屈嗪(肼苯达嗪) | 50～200，每日2次 | 狼疮综合征 |
| 米诺地尔(长压定) | 2.5～10，每日1次 | 多毛症 |

## 附录B 注射用降压药剂量用法列表

| 药 名 | 剂量用法 | 起效时间 | 持续时间 | 不良反应 |
|---|---|---|---|---|
| 硝普钠 | 0.25～10微克/(千克·分)，静滴 | 立即 | 1～2分 | 恶心、呕吐、肌颤、出汗 |
| 硝酸甘油 | 5～10毫克/小时，静滴 | <5分 | 30分 | |
| 酚妥拉明 | 5～15毫克/次，静注 | 1～2分 | 3～10分 | 心动过速、头痛、潮红 |
| 乌拉地尔 | 12.5～25毫克/次，静注 | 15分 | 2～8小时 | 头晕、恶心、疲倦、低血压、心动过缓 |
| 二氮嗪 | 0.2～0.4克/次，静注 | 1分 | 2～12小时 | 血糖过高、水钠潴留 |
| 利血平 | 0.5～1毫克/次，肌注 | 1～2小时 | 4～6小时 | |

## 附录C 降压药临床选用指导和参考列表

| 降压药 | 适应证 | 禁忌证 | 限制应用 |
|---|---|---|---|
| 利尿剂 | 心力衰竭<br>老年高血压<br>收缩期高血压 | 痛风 | 血脂异常<br>妊娠 |
| β受体阻滞剂 | 劳力性心绞痛<br>心肌梗死后<br>快速心律失常<br>心力衰竭 | 哮喘<br>慢性阻塞性肺病<br>外周血管病<br>Ⅱ～Ⅲ度房室传导阻滞 | 三酰甘油增高<br>1型糖尿病<br>体力劳动者 |
| 血管紧张素转换酶抑制剂(ACEI) | 心力衰竭<br>左心室肥厚<br>心肌梗死后<br>糖尿病<br>微量蛋白尿 | 双侧肾动脉狭窄<br>血肌酐＞3毫克/分升<br>高血钾<br>妊娠 | |
| 钙拮抗剂 | 心绞痛<br>外周血管病<br>老年高血压<br>收缩期高血压<br>糖耐量异常 | | 心力衰竭心脏传导阻滞(非二氢吡啶类) |
| α受体阻滞剂 | 前列腺肥大<br>糖耐量异常 | | 直立性低血压 |
| 血管紧张素Ⅱ受体拮抗剂 | 同ACEI<br>ACEI<br>引起咳嗽者 | 同ACEI | |

附录 D 本书中药物名称对照表

| 商品名称 | 审定名称 | 曾用名称 | 英文名称 |
| --- | --- | --- | --- |
| 阿拉明 | 间羟胺 | | Metaraminol |
| 阿密替林 | 阿米替林 | 依拉维 | Amitriptyline |
| 安络血 | 卡巴克洛 | 肾上腺色腙 | Carbazochrome |
| 安体舒通 | 螺内酯 | | Spironolactone |
| 氨酰心安 | 阿替洛尔 | 苯氧胺 | Atenolol |
| 拜糖平 | 阿卡波糖 | 抑葡萄糖苷酶 | Acarbose |
| 长压定 | 米诺地尔 | 降压定 | Minoxidil |
| 低分子右旋糖酐 | 右旋糖酐-40 | 通脉 | Dextran-40 |
| 多虑平 | 多塞平 | 凯舒 | Doxepin |
| 非洛地平 | 非洛地平 | 波依定(缓释片) | Felodipine |
| 环孢菌素 | 环孢素 | 赛斯平 | Cicloporin |
| 捷赐瑞 | 赖诺普利 | 苯丁赖脯酸 | Lisinopril |
| 肼苯哒嗪 | 肼屈嗪 | 阿比西林 | Hydralazine |
| 卡托普利 | 卡托普利 | 巯甲丙脯酸 | Captopril |
| 可乐宁 | 可乐定 | 110 降压片 | Clonidine |
| 利血平 | 利舍平 | 寿比安 | Reserpine |
| 柳胺苄心安 | 拉贝洛尔 | 降压乐 | Labetalol |
| 洛沙坦 | 氯沙坦 | 罗沙藤 | Losartan |
| 洛汀新 | 贝那普利 | 苯那普利 | Benazepril |
| 络活喜 | 氨氯地平 | 阿莫洛地平 | Amlodipine |
| 麻黄素 | 麻黄碱 | | Ephedrine |
| 美多心安 | 美托洛尔 | 倍他乐克 | Metoprolol |
| 脑复康 | 吡拉西坦 | | Piracetam |
| 潘生丁 | 双嘧达莫 | 双嘧哌胺醇 | Dipyridamole |
| 培他啶 | 倍他司汀 | 培他胺 | Betahistine |
| 双氢克尿塞 | 氢氯噻嗪 | 双氢氯噻嗪 | Hydrochlorothiazide |
| 速尿 | 呋塞米 | 呋喃苯胺酸 | Furosemide |
| 糖适平 | 格列喹酮 | 糖肾平 | Gliquidone |
| 维拉帕米 | 维拉帕米 | 异搏定 | Verapamil |

（续 表）

| 商品名称 | 审定名称 | 曾用名称 | 英文名称 |
|---|---|---|---|
| 维脑路通 | 曲克芦丁 | 维生素 P-4 | Troxerutin |
| 西比灵 | 氟桂利嗪 | 脑灵 | Flunarizine |
| 西地兰 | 毛花苷 C | 毛花苷丙 | Lanatoside |
| 消炎痛 | 吲哚美辛 | | Indometacin |
| 心得安 | 普萘洛尔 | 恩得来 | Propranolol |
| 心痛定 | 硝苯地平 | 拜新同(控释型) | Nifedipine |
| 新双香豆素 | 双香豆素乙酯 | 香豆乙酯 | Ethyl Biscoumacetate |
| 血压达静 | 双肼屈嗪 | 双肼苯哒嗪 | Dihydralazine |
| 雅施达 | 培哚普利 | 哌林多普利 | Perindopril |
| 吲达帕胺 | 吲达帕胺 | 钠催离/寿比山 | Indapamide |
| 止血环酸 | 氨甲环酸 | 凝血酸 | Tranexamic Acid |
| 止血敏 | 酚磺乙胺 | 止血定 | Etamsylate |